DINÁMICA

Michel Montignac

El método Montignac
Especial mujer

Traducción de Carolina Rosés

PLAZA & JANÉS

Título original: *Le méthode Montignac spécial femme*
Diseño de la portada: Josep M.ª Mir
Fotografía de la portada: AGE

Cuarta edición: mayo, 1999

Printed in Spain – Impreso en España

ISBN: 84-01-52061-4
Depósito legal: B. 19.965 - 1999

Fotocomposición: Comptex & Ass., S. L.

Impreso en Litografia Rosés, S. A.
Progrés, 54-60. Gavà (Barcelona)

L 520614

ÍNDICE

SEGUNDA PARTE

PREFACIO

En este nuevo libro, que presta una particular atención a las necesidades femeninas, Michel Montignac nos demuestra una vez más que no solamente tiene sólidos conocimientos de nutrición, sino que también está dotado de un formidable instinto en este terreno. Ya no cabe duda alguna de que ha conseguido imponerse como una verdadera autoridad en la materia.

Durante las últimas décadas, la nutrición ha hecho notables progresos que nos permiten diagnosticar, tratar e, incluso mejor, prevenir muchas enfermedades. En conjunto, nuestra salud ha mejorado considerablemente.

Sobre todo se ha estimulado la mejora de los hábitos alimentarios, así como la práctica del ejercicio físico. Sin embargo, cuando se examina atentamente el problema de la nutrición, hay que reconocer que, antes del método Montignac, no se había propuesto nada realmente viable.

Mientras la mayor parte de los especialistas en nutrición se contentaban con la aproximación simplista que consistía en reducir la ración cotidiana de alimentos, y sobre todo de grasas, para disminuir el peso y mejorar la salud, Michel Montignac fue el primero en desconfiar de la obsesión hipocalórica para centrarse en la verdadera relación entre los diferentes alimentos y las respuestas bioquímicas que los mismos desencadenan en nuestro cuerpo.

Inspirándose en estudios muy conocidos, que demuestran y explican por qué en Francia se sufre menos de obesidad y de enfermedades cardiovasculares que en los otros países industrializados, Michel Montignac planteó juiciosamente el postulado según el cual la pieza angular de todo el programa nutritivo es el metabolismo de los glúcidos, y no el de las grasas o las proteínas.

La ingestión del glúcido, que se traduce por una secreción de insulina, es el factor dietético preponderante.

Si se escogen los glúcidos a partir de su índice glucémico, como recomienda Michel Montignac, es posible dominar la secreción de insulina y, como consecuencia, conseguir ganar o perder peso.

Por otra parte, las reglas sobre el consumo de grasas y de proteínas definidas por el Método conducen a una mejora de la salud. Como sabemos, las proteínas estimulan la secreción del glucagón, una hormona que contribuye indirectamente a reducir las grasas de reserva.

Recientemente, nuestros servicios del Mercy-Baptist Hospital de Nueva Orleans, en Estados Unidos, han iniciado un estudio sobre la aplicación de los principios del método Montignac.

Los primeros resultados obtenidos sobre nuestros pacientes no sólo muestran una sustancial reducción de la sobrecarga ponderal, sino también, y sobre todo, un descenso del 20 al 30% del colesterol total en la mayoría de los casos.

Nuestra opinión es que este resultado está en relación directa con el descenso de la secreción de insulina obtenido con el método Montignac y, como consecuencia, hemos iniciado unos estudios más profundos en los cuales mediremos sistemáticamente la insulina, el colesterol y los triglicéridos, lo que debería permitirnos verificar nuestras hipótesis.

El método Montignac representa una induscutible aportación en el campo de la nutrición, pues contesta de una manera científica y racional a las preguntas que nos planteamos a propósito de nuestros hábitos alimentarios. Antes de su aparición, había cosas sin aclarar y sin comprender.

Seguir el método sólo puede conducirnos a disfrutar de una salud mejor y a una mayor felicidad.

No me cabe duda de que todos los estudios serios que se están llevando a cabo confirmarán dentro de poco que Michel Montignac tenía razón al perseverar por un camino nuevo en el que un día será reconocido como «guía».

DOCTOR MORRISON C. BETHEA
Jefe de Servicio del departamento de cirugía cardíaca en el Mercy-Baptist Hospital de Nueva Orleans, Estados Unidos.

PRÓLOGO

Alguien puede preguntarse si después de haber publicado dos libros sobre el método Montignac, cuyas ventas han alcanzado unas cifras sin precedentes, era necesario un tercero.

¿No se tratará de una especie de *remake* a la manera de un Rambo II y III, destinado simplemente a prolongar artificialmente un gran éxito de librería?

¿No bastaban *Cómo adelgazar en comidas de negocios* y *Comer para adelgazar,* completados con *Mettez un turbo dans votre assiette!* para revelar con toda precisión los secretos últimos del método Montignac? La considerable correspondencia de los lectores, los numerosos artículos de prensa y, sobre todo, los comentarios de algunos especialistas en nutrición, nos han convencido de lo contrario.

El primer libro, escrito en 1986, estaba dirigido a los hombres en general y en particular a los que hacían sus comidas fuera de casa.

El segundo, *Comer para adelgazar,* idéntico en la presentación de los principios básicos del Método, tenía una orientación más «doméstica» y se dirigía principalmente a un público femenino, la mayoría de cuyas comidas se preparan y toman en casa.

Las dos obras, de vocación esencialmente práctica, fueron concebidas como un acercamiento simple al lector, porque lo importante era privilegiar el carácter pedagógico de un aprendizaje nutricional fácil de poner en práctica para obtener resultados que fueran a la vez sustanciales y duraderos.

Sin embargo, detrás del método de adelgazamiento se perfilaba cierta filosofía alimentaria que desembocaba en una verdadera higiene de vida, aunque a menudo el lector sólo lo descubriera *a posteriori,* a través de los beneficios físicos experimentados tras haber puesto en práctica las recomendaciones que lo habían llevado a cambiar sus hábitos de alimentación.

Por evidentes motivos prácticos, la presentación adoptada al principio fue deliberadamente simple; ¿de qué hubiera servido abrumar al lector con una avalancha de informaciones científicas que podían distraerlo de lo esencial?

Por esta razón, durante mucho tiempo prevaleció la idea de que el método Montignac era de inspiración disociativa (glúcidos-lípidos).

Pero, con ayuda de la experiencia, hemos llegado a la conclusión de que, aunque suficiente para obtener resultados, el mensaje disociativo era excesivamente simplista. Por eso, a partir de 1989/1990, se decidió añadir un capítulo sobre los índices glicémicos que en realidad constituyen los fundamentos básicos de nuestros principios en materia de nutrición.

Esta presentación complementaria no ha sido suficiente para que los dietistas de mala fe dejaran de presentar el método Montignac como si se tratara de un esperpento. Éste ha sido el caso, por ejemplo, del doctor Jacques Fricker, que torpemente se ha creído obligado a inventar un régimen «asociativo» para situarse en mejor posición respecto al método Montignac, que según él se resumía en dos principios inspirados en el de Atkins: «la supresión de los glúcidos y el consumo de grasas *ad libitum*».

Estos alegatos engañosos no han convencido a nadie, y mucho menos, si cabe, a los médicos internistas y a los especialistas en enfermedades cardiovasculares, quienes siempre han podido constatar que el método Montignac, además de conseguir un adelgazamiento sustancial y duradero, conducía a una regulación sistemática de los parámetros sanguíneos: sobre todo del colesterol y de los triglicéridos.

Así pues, la publicación de este tercer libro se justifica por varias razones. En primer lugar, es necesario dar a conocer los resultados de un nuevo concepto de nutrición ensayado durante más de ocho años, dadas sus múltiples aplicaciones y el eco que ha despertado.

También parece importante y necesario establecer de nuevo los mensajes esenciales, volver a centrarlos e incluso redefinirlos.

El hecho de que, con el tiempo, el método Montignac haya llegado a imponerse, se debe a que no es un «régimen» en el sentido tradicional del término, restrictivo y temporal. Su éxito se explica sobre todo porque, aparte del método de adelgazamiento, permite encontrar de nuevo una vitalidad óptima y porque se ha afirmado principalmente como un arte de vivir mejor que se inscribe incluso en el marco de un concepto de salud global.

La mayor parte de los observadores críticos, y sobre todo los dietistas convencionales, han menospreciado las verdaderas intenciones de los dos primeros libros. Deliberadamente, sólo han retenido del método las reglas estrictas de la FASE I, cuya austeridad han atacado excesivamente, denunciando además, y de una manera exagerada, la exclusión de determinados alimentos.

Sin embargo, la experiencia de los que han seguido el método, así como las cartas de los lectores, nos han demostrado que la FASE I no constituye más que una etapa intermedia, siempre perfectamente asimilada por los interesados, que la soportan sin ningún problema porque nunca es restrictiva, aunque sea —y forzosamente— selectiva. Todos han comprendido a la perfección que después de este período transitorio, los verdaderos principios del Método residían en la FASE II, es decir, en un cambio armonioso de los hábitos alimentarios.

Por otra parte, son muchos los lectores que, dejando de lado la FASE I y reteniendo solamente los grandes principios del Método, se han instalado desde un principio en la fase siguiente. Su testimonio nos demuestra que han obtenido los mismos resultados, si bien, como es natural, han necesitado más tiempo para perder sus kilos, lo que por otra parte no ha dejado de serles beneficioso desde el punto de vista de la estabilización ponderal.

Por esto, hemos optado por presentar el Método de otra manera. Ahora insistiremos primordialmente sobre los principios fundamentales, lo que nos llevará a comprender de qué manera los países modernos han optado progresivamente por una manera nociva de alimentarse, cuya consecuencia es el dramático aumento de las enfermedades metabólicas: sobre todo la obesidad, la diabetes y las enfermedades cardiovasculares.

Descubriremos cómo, con un simple cambio de nuestros hábitos de alimentación, y haciendo un nuevo planteamiento, es posible invertir completamente la tendencia.

Para las mujeres que tienen una verdadera «adicción» a determinados alimentos (por ejemplo, el azúcar); para las que tienen un serio problema de peso y también para las que tienen prisa por ver rápidamente los resultados, seguirá existiendo la FASE I (que no deja de ser solamente una fase intermedia). De esta manera, conseguirán al mismo tiempo desterrar radicalmente sus malos hábitos con un nuevo planteamiento, poner el cuerpo en reposo para que se encuentre una nueva salud, y obtener resultados a muy corto plazo. Así esta fase «transitoria» y «acelerada» volverá a encontrar —y de una manera más evidente— el lugar que siempre ha ocupado en el Método: el de una fase opcional.

Los miles de testimonios de nuestros lectores que hemos podido recoger a través de los años nos han hecho tomar conciencia de que la aplicación de los principios de nutrición que recomendábamos se manifestaba de manera diferente en función del sexo.

Sin embargo, es falso pretender que *«va mejor para los hombres que para las mujeres»,* como han creído observar algunos. Nosotros hemos respondido siempre que la eficacia era la misma, cualquiera que fuese el sexo, pero que, para determinadas mujeres, la cosa era distinta.

Hay muchas explicaciones para este fenómeno. Las mujeres que adoptan el Método tienen generalmente «un pasado hipocalórico muy cargado». Algunas tienen incluso decenas de años de régimen detrás de sí. Lo menos que puede decirse es que su organismo está a la defensiva y que todo cambio alimentario, incluso saludable, choca forzosamente con un bloqueo.

Un médico nos explicó que, debido a esto, una de sus pacientes tuvo que esperar siete meses hasta que se iniciara el adelgazamiento. Sus doce kilos se fundieron a continuación en pocas semanas, pero es que tenía detrás veinticuatro años de regímenes restrictivos.

Aparte de su mayor sensibilidad, el organismo femenino es de una complejidad mucho mayor que la de su homólogo masculino. Sobre todo, son mucho más frecuentes las implicaciones hormonales, cuyos efectos secundarios, en determinados casos, pueden hacer que se gane peso o al menos retrasar el adelgazamiento. Por otra parte, la mujer consume mayor cantidad de medicamentos, algunos de los cuales tienen efectos nocivos sobre el metabolismo, por lo que pueden ser indirectamente un freno para el adelgazamiento.

El simple cambio de un específico farmacéutico, sin modificación del tratamiento necesario, puede bastar para desbloquear la situación.

Desde hace años, los médicos del *Institut Vitalité et Nutrition* de París, así como sus corresponsales, la mayor parte de los cuales son médicos internistas, contribuyen, puesto que sus clientes practican cotidianamente el Método, a una mejor comprensión del problema del aumento de peso, así como de la resistencia al adelgazamiento. A partir de su ayuda y con su cooperación, se ha podido realizar este libro. En consecuencia, los lectores, y sobre todo las lectoras, podrán aplicar realmente de manera óptima los principios del Método para lograr una mayor eficacia.

INTRODUCCIÓN

En la naturaleza no existe la gordura ni —con mayor razón— la obesidad. En el reino animal no encontraremos casi ningún rastro de ellas, a no ser entre los animales domésticos, y esto por causas bien conocidas.

En las sociedades primitivas era muy raro encontrar obesos. Solamente algunos problemas serios de salud, sobre todo de origen hormonal, podían explicar la existencia de casos aislados. Fue precisamente el carácter excepcional de la obesidad lo que llevó a determinadas etnias a rendir un verdadero culto a la gordura, puesto que el *no va más* solamente puede expresarse con la excepción.

En los siglos siguientes, la obesidad, mejor conocida ya en las grandes civilizaciones, se limitaba generalmente a los ricos, que, debido a su nivel de vida, tenían el privilegio de acceder a una alimentación más «refinada». Contrariamente a lo que podría creerse en un principio, en los tiempos antiguos los ricos eran más gordos que los pobres, no porque comieran más, sino porque comían de manera diferente. En los capítulos siguientes se comprenderá fácilmente esto.

Actualmente, esta tendencia se ha invertido por completo, de modo que la mayoría de los obesos suelen encontrarse en las categorías más desfavorecidas, mientras que los más delgados se hallan entre la gente más rica.

Para comprender el problema de la obesidad actual, lo mejor sería ir a estudiarlo en el país donde, por su importancia ha adquirido la dimensión de catástrofe nacional: Estados Unidos de América. Allí, el 64% de los norteamericanos son demasiado gordos (contra el 28% en Francia), y el 20% son obesos (contra el 3 o el 5% en Francia).

Si la Historia nos ha demostrado que la obesidad era un subproducto de la civilización (como en el caso de Egipto o del Imperio romano), es comprensible que este fenómeno sea en la actualidad particularmente evidente en Estados Unidos. ¿O es que este país no representa el modelo más avanzado de la civilización moderna, aunque ya haya iniciado ampliamente su fase de declive?

Si le pregunta usted a un médico especialista por qué la naturaleza le ha dotado con una «sobrecarga ponderal notoria», después de haberle jurado por todos los santos que no come prácticamente nada y que tiene una actividad física normal, el médico no dejará de esgrimir, como si fuera un comodín, el argumento de la herencia.

Si algún bromatólogo, u otro dietista cualquiera, no consigue hacerlo adelgazar, no espere que ponga en duda el sistema que emplea, porque siempre considerará que la culpa es de usted. Y si realmente no es usted de los que comen a escondidas, para él, toda la responsabilidad recaerá en una mala herencia.

Es cierto que la herencia, en materia de obesidad, ofrece una gran predisposición, pero a veces se le achacan demasiadas cosas. En este caso no es forzosamente la «fatalidad», de la que con tanta frecuencia nos habla.

Hace cien años, en Estados Unidos no había obesos, es decir, no más que en otros sitios. Por lo tanto, no pueden hacernos creer ahora que las decenas de millones de obesos norteamericanos de 1994 sean los descendientes de los pocos obesos que constituían la excepción del siglo XIX, y que éstos a su vez habían heredado la gordura de sus antepasados.

Curiosamente, la mayoría de los obesos norteamericanos actuales son negros. Pero sus primos africanos, de los que descienden, no lo son.

Ha tenido que suceder algo para que, progresivamente, el peso medio de los norteamericanos haya ido aumentando, de generación en generación, tanto más cuanto el fenómeno es reciente, pues sólo se remonta a unas décadas atrás.

Por tanto, no es en absoluto desacertado pensar que son sus malas costumbres alimentarias las que los han llevado progresivamente a elaborar las condiciones de una mala herencia, cosa que demostraría que el factor hereditario no es innato, sino, en cierta manera, adquirido.

La segunda razón que esgrimen generalmente los especialistas para explicar la gordura y, como consecuencia, la obesidad, es la «hiperfagia». En otras palabras, que si las personas son gordas, es porque comen demasiado.

Y a continuación explican con insistencia que son la elevación del nivel de vida y la sociedad de consumo las que han convertido a nuestros contemporáneos en unos inveterados «comilones» y en unos «tragones» inmorales... si pensamos en las personas subalimentadas del tercer mundo.

Pero, si mira usted a su alrededor, tendrá que buscar mucho para encontrar el cliché «del gordo que come sin parar», como nos lo muestran en las películas a modo de caricatura.

En cambio, no le será muy difícil descubrir entre sus

amigos, sus conocidos, o incluso entre los miembros de su familia, al prototipo del tragón profesional, que no solamente no es gordo, sino que es además de una delgadez desesperante.

Y encima es éste el que verá usted siempre al acecho de algo que le pueda hacer engordar por fin unos kilos...

Cuando se pregunta a los obesos, hay que reconocer que, dejando de lado algunas excepciones, el balance calórico de lo que comen es increíblemente bajo. Pero esta paradoja no debe sorprendernos porque, como tendremos ocasión de demostrar más adelante, cuanto más gorda es la gente, más desesperadamente cuenta las calorías que consume, y a la inversa.

Si encuentra usted en el desván de su casa las listas de platos de las comidas de boda, de bautismo y de comunión de sus abuelos, o incluso de sus padres, se quedará sorprendida por la cantidad fenomenal de comida que podían tragar en aquella época.

De lo que deducirá fácilmente que —como, por lo demás, se ha demostrado hace ya mucho tiempo— en la actualidad hacemos una «comida pobre» en comparación con la de ellos.

Entonces se las ingeniarán para explicarle, con lujo de detalles, que si antes la gente podía comer tanto es porque gastaban muchas energías más: caminaban con mucha mayor frecuencia, se tomaban el trabajo de subir escaleras, vivían en casas mucho menos calientes...

Es probable que en algunos casos sea cierto, sobre todo en las categorías socioprofesionales más bajas, pero si analizamos la situación de la burguesía de aquella época, tendremos que admitir que se caminaba más por placer que por necesidad. Es verdad que había menos coches que en la actualidad, pero también es verdad que la gente ya no recorría el país con el hatillo al hombro, como unos siglos atrás.

Los transportes públicos y las calesas eran mucho más utilizadas que en la actualidad. Y también es verdad que se subían escaleras con más frecuencia, pero debemos reconocer que había muchas menos, pues aún no existían los grandes inmuebles.

En cuanto a la calefacción central, debemos convenir, en efecto, que no estaba generalizada como ha llegado a estarlo en este final del siglo XX y que, cuando existía, se usaba con moderación porque aún no había aparecido la civilización del despilfarro.

En cambio, hay que admitir que la gente iba mucho más tapada que hoy en día. La cantidad de vestidos que llevaba, incluso en verano, era impresionante. Una cosa compensaba la otra.

Así que la afirmación de que nuestros contemporáneos están gordos porque consumen demasiada energía en relación a la que gastan no es muy convincente. Por lo tanto, tendremos que intentar buscar otra explicación.

Evidentemente, la obesidad endémica de las civilizaciones occidentales no puede ser más que el resultado de la progresiva desviación de nuestras costumbres alimentarias, que practicamos desde hace dos siglos, pero sobre todo desde la última guerra mundial.

En el capítulo siguiente comprenderemos que la obesidad no sólo está directamente ligada a la manera moderna de alimentarse, sino que es también la consecuencia de los continuados y sucesivos regímenes hipocalóricos.

Pero tranquilícese usted, porque lo que se le explicará en este libro es de una gran sencillez y la exposición pedagógica que hemos adoptado le permitirá una perfecta asimilación.

Lo único que le pido encarecidamente es que haga un pequeño esfuerzo para leer con atención las escasas páginas de explicaciones que se hallan en los primeros capítulos. Sin estos datos «preliminares» esenciales, le sería difícil poner en práctica, de una manera eficaz, los principios nutricionales del Método.

Siempre me da una gran tristeza encontrarme con una persona que pretende haber seguido, como dice de manera impropia, el «régimen Montignac», haber perdido diez kilos sin ningún problema, y acto seguido haber recuperado la mitad.

Invariablemente se trata de una persona que jamás ha «leído» mi libro, sino que se ha contentado simplemente con extraer de él algunos principios básicos, aislándolos de su contexto.

La aplicación de estos principios, sin haber sido madurados reflexivamente, puede sin duda permitirnos obtener resultados rápidos, pero una vez se haya llegado a este punto, y si se han seguido «al pie de la letra» sin haber logrado comprender por qué se ha perdido peso, se sentirá con toda naturalidad la tentación de regresar a los antiguos hábitos alimentarios.

Y como las mismas causas producen los mismos efectos, volverán a recuperarse la mayor parte de los kilos perdidos...

Si se reconoce usted en el esbozo que acabo de realizar, sepa ante todo que el Método Montignac, y debo repetirlo una vez más, no es un «régimen». Se trata de una filosofía de vida que nos lleva a la adopción de nuevos hábitos alimentarios, basados sobre todo en las elecciones acertadas. Cuando haya usted asimilado los pormenores del Método, lo que es muy sencillo, la aplicación de los principios será un juego de niños.

Porque si tiene usted este libro entre sus manos, es porque desea realmente librarse para siempre, de una vez por todas, de los kilos superfluos que le envenenan la existencia.

Leyendo atentamente los primeros capítulos, comprenderá en primer lugar por qué la dietética tradicional nos ha mentido haciéndonos creer que bastaba con ingerir menos alimentos para adelgazar. Usted ya sabía por experiencia que esto no era cierto.

En segundo lugar, comprenderá por qué y cómo ha perdido usted los kilos superfluos. Finalmente, se convencerá de que sólo hay una solución para desprenderse de ellos definitivamente: COMER. Pero comer de manera diferente...

PRIMERA PARTE

I

EL MITO DE LA CALDERA

Gracias a las líneas precedentes hemos comprendido perfectamente que la obesidad es un subproducto de la civilización. Pero, aunque hayamos observado que la silueta de ciertos privilegiados, como jefes militares, aristócratas, burgueses o eclesiásticos, se ha redondeado un poco a lo largo de la historia, es justo reconocer que la obesidad siguió siendo siempre una afección muy marginal.

Se ha tenido que llegar a mediados del siglo xx para que el problema estallara realmente y adquiriera las proporciones inquietantes que tiene en la actualidad en Estados Unidos.

Ahora bien, la eclosión de este fenómeno ha estado presidida por unas condiciones socioculturales particulares. Hasta hace unos cincuenta años, el alimento significaba para nuestros contemporáneos lo que siempre representó desde el principio de los siglos: «la fuente de vida».

Todos estaban convencidos de que la manera de nutrirse condicionaba el estado de salud y que el alimento era la *«mejor medicina»,* como afirmó Hipócrates cinco siglos antes de Jesucristo. La comida tenía tanta más importancia cuanto que era escasa y cara. Hace todavía unas décadas, el espectro de la hambruna o, al menos, de las privaciones y restricciones, estaba presente aún en todas las mentes.

En la actualidad, la cesta de la compra del ama de casa, convertida en el *caddy* del consumidor, se hunde bajo el peso de la abundancia. Los alimentos se han trivializado de tal manera que el despilfarro que hacen de ellos la mayor parte de nuestros contemporáneos se ha convertido en un insulto para los hambrientos del Tercer Mundo.

Ahora ya no se gana el pan con el sudor de la frente, porque los cubos de basura están llenos de este alimento. Antiguamente, los restos de las comidas se aprovechaban para preparar otros platos, o se seleccionaban cuidadosamente para alimentar a los animales. En la actualidad, van a mezclarse directamente con las otras inmundicias que produce la sociedad de consumo.

Fue menester que ocurriera algún hecho importante para que se desarrollara progresivamente esta actitud de falta de respeto hacia los alimentos. Este acontecimiento no tiene otro nombre que el de «plétora alimentaria». Debido a esta abundancia, que tiene su origen en la revolución agroalimentaria de finales de la Segunda Guerra Mundial, se ha banalizado nuestro «maná» cotidiano y se nos ha trastornado la mente.

A partir de 1945, la sociedad europea ha tenido que enfrentarse con dos problemas de gran magnitud:

— un importante aumento de la población, como consecuencia del *baby-boom* de la posguerra y de la llegada de decenas de miles de refugiados;

— una intensa urbanización, consecuencia del fenómeno precedente, pero también de la progresiva desertización del campo.

Como consecuencia, ha sido necesario producir más, y sobre todo, de manera diferente, porque por primera vez en la historia de la humanidad hubo de repente un desfase entre las zonas de producción de alimentos y las zonas de consumo.

En 1950, el 80% de lo que se consumía en una ciudad de provincia de importancia media se producía en los cincuenta kilómetros que la rodeaban. El 20% restante llegaba de las provincias cercanas o de otros países. En la actualidad, la relación ha cambiado por completo. Y además, cuando los alimentos se producían en el mismo lugar, los residuos y los desechos se reciclaban como abono.

A partir del momento en que se comenzó a exportar, ya no fue posible recuperar nada y se tuvo que recurrir a otros sistemas de fertilización.

Así que durante los últimos cincuenta años la industria agroalimentaria no ha cesado de desarrollarse apoyándose en un amplio abanico de tecnologías cada vez más avanzadas. Y esta revolución ha tenido múltiples consecuencias.

1. Ha permitido aumentar considerablemente los rendimientos:

— por la mecanización
— por la utilización masiva de abonos químicos
— por la generalización del empleo de pesticidas, de insecticidas y otros fungicidas
— por la organización de una cría industrial intensiva.

2. Ha permitido desarrollar las técnicas de conservación:

— generalizando la refrigeración y los ultracongelados
— utilizando aditivos alimentarios y otros conservantes químicos.

El resultado de todas estas medidas fue, en realidad, muy superior a lo previsto, cosa que permitió que una parte de la humanidad entrara en una fase de abundancia de alimentos.

Desde el principio de este período de transformación del paisaje agroalimentario, los observadores no dejaron de manifestar que el peso medio de la población occidental aumentaba de una manera muy significativa.

En Estados Unidos se comenzó a buscar soluciones al problema de la obesidad a partir de los años treinta. Puesto que no consideraban que la dietética y la nutrición fueran especialidades médicas, los científicos de la época se dedicaron a estudiar el tema y emitieron una hipótesis: si la curva de peso de nuestros contemporáneos aumentaba de repente en el momento en que Occidente entraba en una verdadera era de sobreabundancia de alimentos, era verosímil que existiera una auténtica relación de causa y efecto. Y de esta manera nació el mito del «hombre caldera».

Creían que el organismo humano funciona como una caldera. Para vivir, necesitaba una energía que le proporcionara la alimentación. Había pues, por un lado, un aporte de energías y, por el otro, un desgaste.

La gordura y, con mayor razón, la obesidad, sólo podían ser, por lo tanto, la consecuencia de un desequilibrio entre las «entradas» y las «salidas». En otras palabras, los kilos de más no eran otra cosa que un residuo energético.

Por tanto, una de dos: o había un exceso de aportaciones de energía, o los gastos no eran lo bastante importantes.

Esto quería decir que si uno estaba gordo era porque comía demasiado, o porque no hacía el suficiente ejercicio, o por las dos cosas a la vez.

A partir de esta hipótesis simplista, aunque no carente de cierta lógica, se elaboró la teoría hipocalórica. Puesto que las aportaciones energéticas podían medirse en unidades de valor calórico, todos los alimentos se podían clasificar en función de su poder calórico, de acuerdo con el peso y la categoría a la que pertenecieran (glúcidos, lípidos, prótidos).

Sin embargo, el razonamiento estaba lleno de errores ya desde su origen, puesto que contaban las calorías en el plato sin tener en cuenta lo que ocurre realmente durante la digestión.

Así nació la dietética convencional, voluntariamente restrictiva, puesto que era esencialmente hipocalórica. Decidiendo que el organismo humano necesitaba alrededor de unas 2.500 calorías por día, explicaba también que según el consumo de energía real se podría hacer variar el peso en un sentido o en otro.

Por ejemplo, si se consumían unas 3.000 calorías por día, se crearía un excedente de 500 calorías que formaría una reserva, lo que conlleva un aumento de peso.

En cambio, si uno se contentaba con 2.000 calorías, se crearía un déficit de 500 calorías, que obligaría al organismo a usar la reserva para compensar la diferencia, lo cual originaría una pérdida de peso.

En otras palabras, la teoría de las calorías aplicada a la nutrición afirmaba que para adelgazar bastaba con comer menos y, por el contrario, si se engordaba era porque se comía demasiado.

Se trata de un esquema basado en una creencia ingenua, que ha dominado la dietética durante las últimas décadas y que, desgraciadamente, se emplea oficialmente todavía hoy en los servicios de nutrición de los hospitales y se sigue enseñando en las escuelas de dietética.

Razonar según el modelo energético, como lo hacen todavía todos los profesionales de la dietética, es ignorar deliberadamente los fenómenos de adaptación y de regulación del cuerpo humano, es negar las peculiaridades personales que hacen único a cada individuo y es también ocultar la influencia del factor cualitativo del alimento.

Contrariamente a las ideas recibidas, el obeso no es forzosamente alguien que come demasiado. En la mayoría de los casos, ocurre incluso lo contrario. Las estadísticas realizadas sobre poblaciones de obesos, tanto en Francia como en todos los demás países occidentales, demuestran que:

— solamente el 15% de los obesos come demasiado (de 2.800 a 4.000 calorías);
— el 30% de los obesos come normalmente (de 2.000 a 2.700 calorías);
— el 50% de los obesos come poco (de 800 a 1.500 calorías).

Por otra parte, en el mundo de la competición deportiva, puede observarse que para mantener una estabilidad ponderal, las aportaciones calóricas pueden variar de 2.500 a 9.000 calorías, según los individuos y no según la especialidad.

El maratoniano Alain Mimoun mantenía su peso y soportaba perfectamente su duro entrenamiento con sólo 2.000 calorías, mientras que el ciclista Jacques Anquetil necesitaba 6.000 calorías para mantener su peso y conservar su forma.

A pesar de no ser particularmente curiosa en este terreno, la literatura médica ha publicado un buen número de estudios que muestran que la diferencia de aportación calórica es insignificante aunque los pacientes sean delgados, normales, gordos u obesos. En realidad, no hay una correlación significativa entre la corpulencia y la aportación energética.

Pero la mejor manera de convencerse de la ineficacia de la teoría hipocalórica es analizar los resultados en el país donde su presencia es cotidiana, es decir, en Estados Unidos.

Noventa y ocho millones de norteamericanos siguen regímenes bajos en calorías permanentemente desde hace cuarenta y cinco años. El mensaje calórico es allí omnipresente. Llevan la cultura dietética enraizada en la mente por obra de las comunicaciones audiovisuales y sobre todo las publicitarias.

Y para garantizarse buenos resultados, los norteamericanos, siempre exagerados, no solamente se esfuerzan en contar calorías, sino que también se empeñan cuasi obsesivamente en hacer mucho ejercicio físico para estar seguros de quemar el máximo de energía.

Y a pesar de esto, las estadísticas sobre la obesidad en Estados Unidos muestran una situación catastrófica.

Mientras que más de un tercio de la población sigue obstinadamente con sus regímenes hipocalóricos y practica casi cotidianamente una serie de ejercicios físicos intensos, los norteamericanos son, paradójicamente, los más gordos del mundo.

Los dos tercios de la población tiene un peso excesivo, contra un tercio en Europa, y un norteamericano de cada cinco es obeso contra uno de cada veinte en nuestro continente. Y todo esto sin que sea realmente posible comparar los obesos relativos europeos con los superobesos norteamericanos... porque en Estados Unidos es corriente encontrar gente que pesa más de trescientos kilos.

Un documental realizado sobre la obesidad en Estados Unidos mostró un espécimen de cuatrocientos sesenta kilos y el *Libro Guiness de los récords* señaló por su parte que el peso máximo alcanzado hasta el momento por un ser humano era de seiscientos veinte kilos. Naturalmente, se trataba de un individuo de nacionalidad norteamericana.

Así pues, si queremos comprender bien por qué la dietética hipocalórica que nos están proponiendo desde hace cuarenta años es la dietética del fracaso, lo más adecuado es comprobarlo en Estados Unidos.

Pero en todos los países occidentales donde se la ha aplicado con la misma perseverancia, los resultados obtenidos son de la misma naturaleza, es decir, catastróficos.

Ya sabíamos que la dietética hipocalórica era ineficaz, porque el resultado de su aplicación conduce siempre a un fracaso, pero ahora sabemos por qué. La hipótesis sobre la que se basa es falsa y no tiene ningún fundamento científico. En las páginas siguientes descubriremos que incluso es peligrosa.

II

LAS FALSAS PISTAS O LA GUÍA DEL «MAL ADELGAZAMIENTO»

REGÍMENES BAJOS EN CALORÍAS: ¡PELIGRO!

Hemos visto cómo nació, en el plano histórico, el concepto del equilibrio energético del cuerpo humano y cómo la idea del régimen bajo en calorías, no es sino su aplicación práctica. En la actualidad, tenemos la perspectiva suficiente para comprobar su ineficacia.

El profesor David Gartner, de la Universidad de Michigan, considera, al igual que muchos colegas, que el primer factor de la obesidad en Estados Unidos *«es la sucesión de regímenes hipocalóricos»*. Pero, aunque todo el mundo pueda comprobarlo, es mejor demostrarlo para lograr el pleno convencimiento.

Todos los que han seguido alguna vez un régimen hipocalórico —y en particular las mujeres— saben que, en un primer momento, se obtienen en general buenos resultados, pero que nunca llega uno a estabilizarse.

Pero lo peor es que muchas veces se puede uno encontrar con un incremento suplementario de peso. Vamos a intentar comprender la causa de ello mediante el examen del comportamiento del organismo.

Imaginemos que la ración cotidiana de un individuo sea de alrededor de 2.500 calorías y que éste tenga unos kilos de más. Si bajamos la ración calórica a 2.000 calorías, con un sistema hipocalórico clásico, habremos creado un déficit de 500 calorías.

El organismo, que está acostumbrado a recibir 2.500 calorías, se encontrará con que le falta algo y sacará de las grasas de reserva el equivalente a 500 calorías, con lo que se conseguirá el correspondiente adelgazamiento.

Al cabo de un tiempo, cuya duración varía de un individuo a otro, se observará que el adelgazamiento deja de producirse aunque se mantenga el régimen hipocalórico. Y es porque habrá habido un progresivo ajuste entre las «entradas» y las «salidas».

El organismo, puesto que sólo se le aportan 2.000 calorías por día, decide contentarse con eso, por lo que se produce un estancamiento del peso.

Si se decide prolongar más la experiencia, pensando que quizá prosiga la pérdida de peso después de un cierto tiempo, la decepción será aún mayor, porque se observará que la curva del peso emprende una dirección decididamente ascendente.

Paradójicamente, cuanto menos se come, más se engorda. La explicación es simple. El organismo humano está animado por un instinto de supervivencia que se pone en acción en cuanto recibe una amenaza en términos de restricción. Al continuar la reducción de las aportaciones energéticas, el organismo, tras haber ajustado sus gastos en función de las aportaciones, es llevado, por instinto de supervivencia, a reducirlas más aún. Por ejemplo, pueden pasar a ser de 1.700 calorías, fin de que se puedan formar nuevas reservas.

No hay que olvidar que las privaciones, debidas a las carestías y otras hambrunas de antaño, no son tan lejanas y que su recuerdo, aunque hundido en la memoria inconsciente, puede surgir al menor signo de peligro.

En realidad, el organismo humano posee el mismo instinto de conservación que el perro que entierra sus huesos mientras se muere de hambre. Curiosamente, siempre que está hambriento, el animal acude a su instinto de conservación para almacenar reservas.

Además, cuando el organismo sufre una situación de carencia, es decir, cuando está subalimentado, se pone exageradamente a la defensiva y no perdona ninguna oportunidad que se le presente para acumular reservas.

Quienes están acostumbrados a los regímenes hipocalóricos saben muy bien, por otra parte, que la menor infracción al régimen—por ejemplo, durante un fin de semana— puede hacerles recuperar de golpe los dos o tres kilos que les había costado semanas perder.

Ésta es otra de las razones por las que aconsejamos a nuestros lectores que no se salten nunca una comida, cosa que hacen sin embargo numerosas personas. Al privarse de una comida, enloquecen a su organismo, el cual, debido a la frustración sufrida, aprovecha para almacenar reservas en la comida siguiente.

La costumbre que consiste en dar de comer al perro solamente una vez al día (por razones prácticas evidentes) es una estupidez y, en numerosos casos, puede explicar el sobrepeso de los animales domésticos.

Los experimentos realizados con animales de laboratorio han demostrado que con una misma cantidad diaria de alimentos, los animales que no efectuaban más que una comida al día terminaban obesos, mientras que los que recibían el equivalente en cinco o seis comidas repartidas a lo largo de la jornada conservaban un peso óptimo.

Hemos señalado ya que la obesidad de la mujer podía ser más rebelde que la del hombre, lo que va ligado a su fisiología particular. Trataremos el problema con todo detalle en la segunda parte de este libro.

Determinaremos sobre todo que la masa de sustancia grasa del organismo femenino es superior a la del hombre en razón del número de células del tejido adiposo (adipocitos), que es más importante en la mujer.

Desde hace ya mucho tiempo sabemos que la obesidad en la mujer se traduce (al igual que en el hombre) en un aumento del volumen de cada célula del tejido adiposo, pero también, y ésta es su peculiaridad, en una multiplicación del número de células. El drama es tanto más importante cuanto que esta situación es irreversible.

Así como es posible reducir el volumen de la célula adiposa, es totalmente imposible reducir su número una vez que ha aumentado.

Se ha demostrado que el organismo femenino, poniendo en juego su instinto de supervivencia, fabricaba nuevas células adiposas sobre todo en los procesos de restricción de alimentos (régimen hipocalórico). Desgraciadamente, este procedimiento le permite recuperar con gran rapidez su obesidad perdida y sobre todo aumentar el volumen, puesto que su potencial ha aumentado.

Pero el régimen hipocalórico, además de ilusorio e ineficaz, como ya hemos demostrado, es peligroso, porque su resultado, al aumentar insidiosamente el capital de células adiposas, es la consolidación final del potencial de obesidad femenino.

Cuando se estudia la historia de un obeso (más de quince o veinte kilos en relación al peso normal) se advierte, en la mayoría de los casos, que lo esencial de esta sobrecarga ponderal se ha creado a lo largo de muchos años, al poner en práctica sucesivos regímenes hipocalóricos.

EL CALVARIO DEL SUBALIMENTADO O EL MARTIRIO DEL OBESO

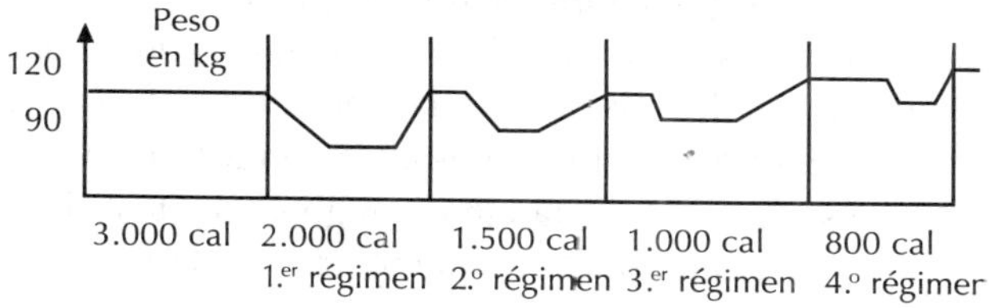

En el ejemplo de la parte superior, podemos observar cómo, partiendo de un peso establecido de noventa kilos y con una alimentación de 3.000 calorías, un individuo se encuentra unos años más tarde pesando ciento veinte kilos, mientras consume solamente 800 calorías.

Cada vez que se inicia un régimen hipocalórico se pueden comprobar las tres fases siguientes: adelgazamiento, estabilización y aumento de peso. También es muy importante observar que, cuando se empiezan nuevos regímenes, el rendimiento es cada vez menor.

Al principio, la curva de peso vuelve más o menos al valor del punto de partida y, a medida que se avanza en el tiempo, se produce un aumento suplementario de peso.

De esta manera, personas que estaban estabilizadas a un nivel determinado y que se han empeñado obstinadamente en perder cinco kilos, se encuentran, quince años más tarde, con un sobrepeso de treinta kilos y en un estado de total subalimentación.

Todos los días, los médicos nos informan de haberse encontrado entre su clientela con pacientes que, a pesar de un racionamiento severamente controlado y de enormes frustraciones (originadas por regímenes de 800 calorías), no solamente no consiguen adelgazar, sino que con mucha frecuencia siguen aumentando de peso.

La situación es tanto más dramática cuanto que, con estos «regímenes de miseria», estas personas carecen por completo de alimentos indispensables (ácidos grasos esenciales, sales minerales, vitaminas, oligoelementos), lo que se traduce en una gran fatiga y también en una mayor vulnerabilidad frente a la enfermedad, porque sus medios de defensa han disminuido.

Además, estas «obesidades-en-acordeón» favorecen la aparición de enfermedades cardiovasculares, incluso en ausencia de hipercolesterolemia, de diabetes o de tabaquismo.

El profesor Bronwell, de la Universidad de Pensilvania, ha estudiado el fenómeno con ratas de laboratorio cuya alimentación estaba compuesta por una serie alternativa de regímenes pobres en calorías.

Los animales ganaban y perdían peso, pero el ritmo del aumento y la disminución variaba con cada nuevo régimen. Durante el primer régimen, la rata perdía peso en veintiún días y lo recuperaba en cuarenta y seis. Durante el décimo régimen, la rata perdía el mismo peso en cincuenta y seis días y lo recuperaba en catorce. Después, la pérdida de peso era cada vez más difícil de conseguir y la recuperación cada vez más rápida. Lo que demuestra que el metabolismo se adapta a la reducción calórica.

Efectivamente, cualquier déficit calórico puede reducir el gasto metabólico en más de un 50% pero, en compensación, cualquier vuelta a la normalidad, por corta que sea, va acompañada de una brutal recuperación de peso. En una palabra, cuanta más distancia hay entre el régimen y la alimentación habitual, más rápidamente se efectúa la recuperación ponderal.

Los especialistas conocen muy bien el efecto de estos «regímenes-en-acordeón», que llevan a una variación de peso en yoyó y a una progresiva resistencia a cualquier tipo de adelgazamiento, pero, paradójicamente, son muy tímidos a la hora de denunciarlos, como si hubiera una especie de conspiración del silencio. Es como si se tuviera miedo a reconocer que durante cuarenta y cinco años hemos estado completamente equivocados.

Hay que congratularse de la reciente iniciativa del profesor Apfelbaum, quien, durante el Congreso Internacional de Amberes, en septiembre de 1993, respondió afirmativamente a la pregunta que él mismo se había planteado: *¿Nos hemos equivocado todos en lo relativo al tratamiento de la obesidad?*

Curiosamente, el público, a pesar de ser el primer perjudicado, y el que sufre las consecuencias, no está siempre dispuesto a aceptar la verdad.

Un día, aprovechando la invitación que me habían hecho para participar en un gran debate televisado sobre la obesidad, intenté, sin gran éxito, hablar sobre el tema durante unos minutos. El debate se transmitía en diferido y, al emitirlo, se suprimió lisa y llanamente mi intervención. ¡Seguro que porque mi opinión no interesaba!

Una periodista, apreciada por sus documentos escritos sobre temas de salud, cuenta que un día publicó un largo artículo denunciando los regímenes hipocalóricos y explicando, como acabamos de hacerlo nosotros, sus peligros. Resultado: un fracaso total. Ni una sola carta al director. Indiferencia total, mientras que el menor «régimen milagro» arma siempre un revuelo.

Debemos reconocer que, en nuestra sociedad occidental, el «fenómeno hipocalórico» ha adquirido verdadera dimensión cultural. Incluso aquí, como en otras partes, y sobre todo en el continente americano, ha sido institucionalizado a todos los niveles.

¿Cómo se puede discutir un principio que aún forma parte del programa de todas las facultades de medicina, que es la base misma de las enseñanzas dispensadas en las escuelas oficiales de dietética, que está en vigor en las cocinas de todas las colectividades, como hospitales, escuelas y empresas?

¿Cómo se puede discutir un principio que sostiene una parte importante del tejido económico de nuestras sociedades occidentales?

La industria agroalimentaria es más que floreciente en la actualidad. Incluso en algunos países, como en Francia, es la primera y una de las más prósperas.

Cuando se visita un salón como el SIAL,[1] uno se da cuenta de que, en términos de desarrollo, todos los esfuerzos de las industrias se inscriben en la lógica hipocalórica.

Todos los estudios de márketing están de acuerdo: hay que orientarse en este sentido, ¡éste es el mercado del mañana! Por lo tanto, todos los productos del futuro serán

1. SIAL: importante Salón Internacional de la Industria Alimentaria que tiene lugar todos los años en Villepinte, cerca de Roissy (Francia), durante el mes de noviembre.

elaborados en consecuencia. Sin embargo, los «ligeros» han ido perdiendo terreno a lo largo de los años.

También las cadenas hoteleras sufren los efectos del virus de las dietas bajas en calorías y son ya numerosas las que proponen menús bajos en calorías en la carta de su restaurante. Otros han creado secciones especiales en las que un dietista ejerce las funciones de jefe de comedor.

LOS ENGAÑOSOS SOBRECITOS DE PROTEÍNAS

Entre las tendencias más hipocalóricas se encuentran los VLCD (Very Low Calories Diet) o regímenes a base de sobrecitos de proteínas.

Por desgracia, todavía hay médicos que recetan esta dieta proteica, la que teóricamente debería limitarse a los casos graves de obesidad (con un BMI superior a 30).[2] Además, la utilizan mujeres que se permiten automedicarse al margen de toda vigilancia especializada.

1. ¿Cuál es su principio?

Se trata de sustituir durante veinte o treinta días la alimentación normal por unos 55 o 75 gramos de proteínas en polvo (que debe diluirse) o en un líquido ya preparado. Estas proteínas aportan alrededor de unas 500 calorías por día (¡y a veces menos!).

A esto se le añade un complemento vitamínico y mineral, así como la recomendación de ingerir abundante bebida (al menos dos litros por día).

2. Ver el capítulo I de la segunda parte.

El aporte proteínico de los sobrecitos evita el deterioro de los músculos, y la ausencia de glúcidos reduce la glucemia y la secreción de insulina. Esta última permite al mismo tiempo crear cuerpos cetónicos que, en cuarenta y ocho horas, quitan el apetito y producen cierta euforia en el paciente.

Entonces, el organismo se ve obligado a fabricar glucosa a partir de las grasas de reserva, produciéndose así la neoglucogénesis. Cuando se han consumido las reservas de lípidos, se produce la lipólisis y el paciente adelgaza.

2. ¿Cuáles son sus efectos?

Estudios científicos llevados a cabo sobre los diferentes sectores corporales han demostrado que durante los diecinueve primeros días hay una disminución del paquete muscular (proteínas) y que el equilibrio sólo se restablece a partir del vigésimo día.

Casi el 25% de la pérdida de peso se hace a expensas de la masa muscular, no de la grasa. Pero, en la obesidad, la masa carnosa también crece.

Además, la importante pérdida de sal favorece una pérdida de agua que siempre se traduce en la balanza... pero hay que procurar que no provoque eventuales descensos en la presión arterial.

Esta hipotensión arterial se debe a la ausencia de glúcidos, provocada a su vez por una disminución del sodio y del agua.

Cuando se suspende el régimen, es absolutamente necesario volver a introducir los glúcidos de una manera muy progresiva, porque, si se absorbieran en cantidades importantes, ocasionarían la aparición de edemas debidos a una brutal retención de agua.

Los efectos secundarios de los VLCD son numerosos:

- aumento de la tasa de ácido úrico: del 10 al 20%
- hipotensión arterial: del 8 al 10%
- caída de cabello: 9%
- estreñimiento: del 8 al 10%
- fatiga: 8%
- uñas quebradizas: 8%
- piel seca: 8%
- intolerancia al frío: 8%
- calambres musculares: 7%
- trastornos menstruales: 6%
- estado depresivo: 5%
- dolor de cabeza: 3%

La hiperuricemia (tasa elevada de ácido úrico) persiste durante unas tres semanas aproximadamente. Para limitar los riesgos (crisis de gota o aparición de cólicos nefríticos debido a la formación de cálculos de urea), es imprescindible beber mucha agua.

El estreñimiento es normal puesto que no hay aporte de alimentos sólidos. Se puede combatir comiendo ensaladas sazonadas con zumo de limón.

La complicación más dramática que puede presentarse excepcionalmente es la muerte súbita. En Estados Unidos, la Food and Drug Administration ha certificado diecisiete fallecimientos debidos a «regímenes muy bajos en calorías».

Se trataba de mujeres que, sin ningún antecedente particular, habían sufrido una fibrilación articular y un paro cardíaco irreversible. En trece casos, las proteínas ingeridas fueron de mala calidad. Eran pobres en triptófano, y se había omitido el suplemento necesario de potasio.

En los cuatro últimos casos, no fue posible encontrar ninguna causa evidente, a no ser la prolongación del tratamiento durante cinco o seis meses, cuando la dieta proteica no debe sobrepasar las cuatro semanas.

Cuando uno piensa que estos «tratamientos» se venden libremente en las farmacias, no puede dejar de horrorizarse, porque solamente deberían prescribirse a personas cuyo índice de masa corporal fuera superior a treinta,[3] y después de haber realizado un estudio completo de sus funciones renales y cardíacas. Entre dos tratamientos consecutivos debería haber como mínimo un descanso de tres meses.

Es evidente, pues, que estos tratamientos deberían efectuarse bajo control de un equipo médico competente, en un medio hospitalario y bajo una estricta vigilancia cardíaca.

Pero, ¿quién puede garantizar que, una vez embriagada por los resultados prometedores, la obesa no se sentirá tentada a continuar el tratamiento durante más de dos meses?

En cuanto a las que solamente siguen este tipo de dietas durante ocho o diez días, de una manera ocasional, deben saber que durante la primera semana se produce una disminución de la capacidad muscular y una pérdida de agua. La cantidad de grasa no disminuye en absoluto, motivo por el cual no adelgazan...

Las privaciones draconianas ni siquiera les garantizan una pérdida de peso, puesto que, como ha demostrado el estudio realizado por Van Goal, sobre cuatrocientos casos, solamente se registra:

3. Ver el capítulo I de la segunda parte.

—38% de éxito a los seis meses
—31% al año
—14% a los dos años.

Un estudio reciente, publicado por la universidad de Pensilvania, indica que, al cabo de cinco años, solamente se obtiene el éxito en un 2% de los casos.

El profesor Apfelbaum, que durante más de veinticinco años fue un ardiente defensor de esta dieta proteica, tuvo el valor de reconocer la inutilidad de la misma en el Congreso Internacional de la Obesidad celebrado en Amberes en 1993, donde se llegó a la conclusión de que *«a largo plazo, todos los individuos recuperan los kilos perdidos».*

Y lo peor es que, a pesar del peligro que entrañan (cuando se practican sin control), estos tratamientos tienen una enorme difusión, porque representan un pingüe negocio para los laboratorios y las farmacias. Cuando se consiguen en venta directa (por correspondencia), con prescripción del médico, éste percibe un porcentaje sobre el volumen de ventas, lo que demuestra que el beneficio no es precisamente escaso.

Este enfoque del adelgazamiento tiene sobre todo el defecto de crear un paréntesis artificial de cuatro semanas en la alimentación del sujeto, dejando de lado los verdaderos problemas. Por lo tanto, carece de sentido en el marco de un proyecto de adelgazamiento a largo plazo, que requiere la colaboración del paciente y la adopción de un nuevo concepto de dietética que tienda a modificar los hábitos alimentarios.

Solamente podremos poner en práctica un método de alimentación serio para adelgazar si compramos en una tienda, en el mercado o en un supermercado, pero bajo ningún concepto en una farmacia.

LOS «MODESTOS» SUSTITUTOS DE COMIDAS

En la actualidad, los escaparates y las estanterías de las farmacias están invadidos por los sobrecitos de polvos con sabor a vainilla o a chocolate que, según dicen, tomados a la hora del desayuno y de la comida, hacen adelgazar. Por la noche, se puede conceder el privilegio de una cena «normal».

Su composición química es muy variable, pero siempre desequilibrada. Algunos carecen de proteínas y otros contienen demasiados glúcidos azucarados.

Veamos lo más nocivo de esta opción.

Entre los mecanismos que calman la sensación de hambre están, por una parte, la masticación y por otra, la sensación de hartura (estómago lleno).

Ahora bien, el hecho de tragar un líquido no produce masticación, ni crea la sensación de haber comido bien, por la sencilla razón de que el líquido «no se mantiene en el cuerpo». Resultado: unas horas después se tiene hambre de nuevo y el peligro de ir pellizcando comida es aún mayor.

Si se toman estos sustitutos de comida por la mañana y a mediodía, que son momentos en que el riesgo de engordar es menor, al llegar la noche se siente uno tentado ante una cena más abundante de lo habitual. Desgraciadamente, ésta es precisamente la hora en que el organismo se siente más inclinado a hacer reservas, sobre todo si se ha sentido frustrado durante las dos comidas precedentes. Éste es el resultado de una lógica hipocalórica.

Además, cuando se opta por sustitutos de comidas, se comete un error psicológico manifiesto porque la obesa que sigue este régimen, o incluso la que solamente tiene una sobrecarga ponderal, desarrollará insconscientemente una especie de aversión a la comida, a la que poco a poco hará responsable de todos sus males.

Se reafirmará en la idea de que el alimento es el enemigo del que hay que desconfiar, mientras que, según nuestro parecer, habría que pensar exactamente lo contrario. La obesa debe comenzar por reconciliarse con su alimentación en lugar de rechazarla en conjunto. Luego aprenderá a hacer una buena elección.

Los medicamentos milagrosos

La píldora «milagrosa», la que lograría hacernos adelgazar, siempre forma parte de nuestras fantasías. Pero para ser aceptable desde el punto de vista médico y ético, tendría que satisfacer los requisitos de:

— eficacia probada mediante experimentaciones fiables y reproducibles;
— una tolerancia correcta (ausencia de efectos secundarios no deseados);
— ausencia de toxicidad a largo plazo.

Esto equivale a decir que este comprimido —algo así como un mirlo blanco—, dista mucho aún de ver la luz del día porque actualmente no hay ningún producto que se parezca, ni siquiera remotamente, a este modelo ideal.

A pesar de esto, podemos estudiar los medicamentos que se han prescrito o que desgraciadamente se recetan todavía, con la esperanza de hacer adelgazar.

1. Los diuréticos

Si el hecho de «adelgazar» consiste en perder cierta cantidad de grasa, es evidente que los diuréticos, que solamente provocan la pérdida de agua forzando al organismo a orinar con mayor abundancia, no responden en absoluto a este objetivo.

Además, debemos tener en cuenta que el agua arrastra con ella sales minerales (sodio y potasio), lo que a fin de cuentas es más perjudicial que beneficioso, pues acarrea sequedad de la piel, fatiga, calambres musculares y vértigos, a lo que hay que añadir caídas de la tensión que pueden acabar en síncopes.

Por otra parte, al acabar el tratamiento, el cuerpo tiende a actuar como una esponja a la que se ha mantenido estrujada durante mucho tiempo: recupera inmediatamente su agua y su sal, con el riesgo añadido de que pueden aparecer edemas difíciles de eliminar.

Los médicos que todavía se atreven a recetar estos diuréticos (tan inútiles como peligrosos) pocas veces tienen la honestidad de escribir el nombre con todas sus letras, porque son conocidos y generalmente se recetan para tratar determinadas enfermedades. Por eso los disimulan frecuentemente bajo términos químicos desconocidos para sus pacientes, incorporándolos discretamente a preparaciones magistrales pseudohomeopáticas.

Y, naturalmente, todo esto se efectúa con la benévola complicidad del farmacéutico, aunque estos artificios estén completamente prohibidos desde que se votó la ley Talon.

En el mismo orden de cosas, hay que desconfiar de ciertas prescripciones fitoterapéuticas que recomiendan el uso de «drenadores», que, bajo un aspecto falsamente natural, contienen plantas de efectos diuréticos más o menos acentuados.

Entre ellas citemos la vellosilla, la cola de caballo, el hinojo, la bardana, la reina de los prados (o ulmaria), la alcachofa, el cardillo, el fresno y las colas de cerezas.

Sus efectos diuréticos son generalmente suaves, lo que reduce el peligro de la carencia de potasio, pero solamente actúan sobre la pérdida de agua.

En cuanto al agua mineral, que se presenta con frecuencia como una ayuda para conseguir adelgazar, generalmente no responde globalmente más que a argumentos de márketing. Como ya hemos dicho anteriormente, es necesario beber en cantidad suficiente, pero esto produce solamente efectos discretamente diuréticos. Si el beber permite eliminar los residuos del metabolismo proteico (urea, ácido úrico), no ocurre lo mismo con la grasa.

2. Los laxantes

Algunas mujeres ingeniosas piensan que podrán adelgazar haciendo simplemente más deposiciones.

Tendrán que aprender que corren el riesgo de estropear seriamente su colon empleando laxantes que irritan, o de ocasionar carencias de potasio debido a las diarreas que acompañan estas veleidades de «limpieza». Estas últimas son el testimonio de una tendencia fóbica (miedo a las «toxinas») o bien obsesiva (manía de limpieza).

3. Los extractos de tiroides

La insuficiencia tiroidea interviene excepcionalmente sólo como causa de obesidad. Prescribir extractos de tiroides a un individuo cuya tiroides funcione bien, no es solamente inútil, sino peligroso, porque puede originar un hipertiroidismo ficticio.

Estos medicamentos, que más que fundir la grasa funden los músculos, amenazan además con provocar trastornos del ritmo cardíaco porque el corazón, no hay que olvidarlo, es también un músculo (aunque, indudablemente, un poco especial).

Los extractos tiroideos se soportan generalmente mal debido a sus efectos secundarios producidos por la desestabilización de la glándula tiroides. Los trastornos que aparecen con más frecuencia son: insomnio, angustias, palpitaciones, taquicardia, temblores y estados de excitación.

De todas maneras, la complicación más grave es la descompresión brutal de una insuficiencia coronaria (angina de pecho) preexistente, que puede haber pasado inadvertida en un examen previo.

También en este caso los mencionados remedios-veneno suelen esconderse en preparados complejos, disimulados además por el empleo de complicados nombres químicos o de sibilinas abreviaturas. Así, en fitoterapia se recetan algas laminarias o fuco vesiculoso, que actúan sobre el tiroides por medio del yodo que contienen.

4. Los quita-hambre

Son compuestos de anfetaminas que quitan el apetito y que al mismo tiempo son enormemente psicoestimulantes, por lo que no debe sorprendernos comprobar que provocan un estado de excitación que conduce a trastornos del sueño, así como a una disminución de la autocrítica y del autocontrol.

Con frecuencia, al suspender el tratamiento, aparece

una depresión nerviosa que puede llegar al suicidio, pero su mayor peligro es que conduce a una fuerte dependencia, origen a su vez de toxicomanías.

Es muy fácil convertirse en un verdadero drogadicto de los quita-hambre.

Para las obesas que con frecuencia comen muy poco, la situación no es tan peligrosa, pero para las que tienen trastornos de comportamiento alimentario (bulimia), el hecho de ingerir anfetaminas tendrá efectos agravantes.

5. El Dipondal

Con la intención de conservar determinados efectos benéficos de las anfetaminas, pero no desarrollar demasiado sus inconvenientes, los laboratorios han puesto a punto una molécula que presenta menos riesgos.

Así ha nacido la dexfenfluramina, más conocida con el nombre de Dipondal, del que se ha suprimido el efecto psicoestimulante. Según la experimentación que se ha llevado a cabo en animales, no provoca toxicomanía.

Actúa modificando el metabolismo de la serotonina, una sustancia que interviene en la regulación del apetito y desarrolla la sensación de saciedad. Se ha reconocido su eficacia en sujetos que presentaban compulsiones glúcidas, es decir los fanáticos del azúcar, pero éstos solamente representan el 15% de los obesos. Por eso sería abusivo presentarlo como el tratamiento mágico de la obesidad.

Un estudio realizado con control contra placebo,[4] sobre más de ochocientos obesos tratados durante un año, de los

4. Placebo: sustancia neutra que sustituye un medicamento

que el 86% eran mujeres con un sobrepeso medio de 40% en relación al peso ideal teórico (con un BMI medio de 32), demostró que este medicamento no era bien tolerado.

Señalemos que estas personas seguían simultáneamente un régimen hipocalórico con menos de 1.450 calorías por día, más un apoyo suplementario. Cerca del 40% de los pacientes tuvieron que interrumpir el tratamiento debido a los molestos efectos secundarios: fatiga, dolores de cabeza, trastornos del sueño, sequedad bucal, molestias abdominales, ansiedad, poliuria, depresión, vértigos, somnolencia, náuseas y vómitos.

Entre la serie tratada con dexfenfluramina y la serie placebo, solamente en el undécimo mes se notó una diferencia de peso medio de unos 2,7 kilos.

Al recapitular después de dos meses de haberse suspendido el tratamiento (de un año de duración), se observó que en la serie placebo los pacientes habían recuperado un kilo por mes, y que los que fueron tratados con Dipondal habían recuperado dos.

Los médicos que llevaron a cabo el estudio llegaron a la conclusión de que el tratamiento debía seguir a lo largo de toda la vida para conservar su muy relativa eficacia (con gran satisfacción del laboratorio).

Estas pruebas nos llevarán a formularnos un cierto número de preguntas:

— ¿Es realmente necesario y sobre todo razonable tragar dos comprimidos al día de Dipondal durante un año para perder 2,7 kilos más que con un placebo?

— El precio exorbitante de este tratamiento, que no es reembolsado por la Seguridad Social, ¿justifica tan modestos resultados?

— ¿Cuál hubiera sido el resultado del medicamento, en caso de haberse prescrito solo?

— En el resultado final, ¿qué parte corresponde al régimen hipocalórico y cuál proviene de la terapia de apoyo psicológico?

— Después de un año de tratamiento, ¿qué disposición existe a correr el riesgo de una recuperación de peso lenta —si se continúa con la prescripción—, o rápida, si se interrumpe la ingestión del medicamento?

Además, y como ya hemos señalado antes, si del 15% de las personas obesas a las que les puede convenir el tratamiento, descontamos más de un tercio de pacientes que abandonan, realmente no queda más que un 10% de individuos que puedan sacar un beneficio relativo de este tratamiento, con la débil esperanza de poder perder tres kilos más que con un tratamiento clásico.

Sabiendo que el coste de este tratamiento, que tiene todas las características del «espejuelo para la caza de alondras», es del orden de los 600 francos por kilo de grasa perdida, podemos preguntarnos legítimamente si el juego (o el riesgo) vale la pena. En todo caso, el beneficio parece bastante limitado (¡al menos para el obeso!).

Por otra parte, la respuesta terapéutica a un trastorno del comportamiento alimentario no puede ni debe reducirse a la prescripción de un medicamento, so pena de omitir la necesaria psicoterapia (o terapia del comportamiento) que debe ir asociada a una reeducación de los hábitos alimentarios. Aun cuando muchas mujeres, impacientes por adelgazar y poder caber en sus bañadores cuando se acercan las vacaciones, deseen recurrir al milagroso Dipondal, el médico debería mostrarse precavido. No se trata de hacer una prescripción deprisa y corriendo con un objetivo a corto plazo, porque lo cierto es que determinados medicamentos, además de su toxicidad y de sus efectos secundarios, exponen a quienes los utilizan a una grave complicación: el salto atrás terapéutico con recuperación de peso.

Las reincidencias regulares de estas incoherencias terapéuticas conducen al desarrollo de resistencias al adelgazamiento con progresión de la obesidad, que es lo contrario del fin deseado.

Una vez más observamos que cualquier estrategia de adelgazamiento solamente puede concebirse en la perspectiva del largo plazo, con la toma de conciencia de las desviaciones alimentarias actuales. La decisión de adelgazar debe responder a una elección meditada, por esto hay que rechazar los resultados espectaculares e inmediatos que no nos preparan para los «desencantos».

COMPLEMENTOS ALIMENTARIOS QUE DEBEN REVISARSE...

Adeptos a las soluciones-relámpago: desconfíen ustedes de los numerosos productos que se anuncian para adelgazar y que se comercializan con aspectos falsamente naturales.

1. La L-Carnitina

La L-Carnitina es una enzima que existe en el organismo, donde es sintetizada a nivel del hígado y de los riñones, a partir de dos ácidos aminados: la L-Lisina y la L-Metionina, gracias a la ayuda del hierro y de las vitaminas C y B_6.

Actualmente, los déficit en L-Carnitina son muy raros de encontrar, porque podemos procurarnos esta enzima en los alimentos que consumimos habitualmente: carne, pollo, conejo, leche de vaca y huevos.

Solamente algunas vegetarianas, sobre todo si la aportación de hierro es escasa, podrían tener una síntesis de L-Carnitina insuficiente.

Existen también rarísimos déficit congénitos en L-Carnitina, pero aunque quienes los padecen pueden tener trastornos musculares, ¡no se trata de obesos!

La publicidad presenta la L-Carnitina de manera abusiva como una sustancia que ayuda a «quemar las grasas». Precisemos. Esta enzima es necesaria, como «carburante energético», para la utilización de los ácidos grasos libres de la sangre, pero en ningún caso permite «quemar» las grasas de reserva almacenadas en forma de triglicéridos.

Solamente la activación de otra enzima, la triglocéridolipasa (gracias a un débil porcentaje de insulina), puede lograr que se fundan las grasas de reserva y liberar los ácidos grasos en la circulación sanguínea.

Afortunadamente, por fin el servicio de represión de los fraudes ha «hecho limpieza» prohibiendo la comercialización de numerosos productos que contienen L-Carnitina, por lo que dentro de poco ya no será más que un mal recuerdo. Pero tomarán el relevo otras sustancias milagrosas.

2. Las plantas

Finalmente se ha recurrido a la ayuda de la fitoterapia: plantas come-grasa, tisanas diuréticas, obleas de fuco, cualquier cosa es buena para atraer con el señuelo de un adelgazamiento sin esfuerzos, mientras se come toda clase de alimentos.

Tomemos el caso de la piña. ¿Quién no ha oído alguna vez decir que la piña absorbe las grasas? La famosa bromelina, que además se encuentra en mayor cantidad en el tronco que en el fruto, no sólo no es la «come-grasas» famosa por sus poderes adelgazantes, sino que, contra lo que se creía, ni siquiera posee efectos benéficos sobre el metabolismo de la insulina. En cuanto a las vainas de las judías, han pasado un poco de moda desde que originaron oclusiones intestinales en Estados Unidos.

Otras plantas, que se consideraban inofensivas, también han demostrado ser tóxicas. Éste es el caso de la germandrina, cuya venta está prohibida.

También ciertas plantas chinas consideradas como adelgazantes (cuanto más exótico, más gusta) han ocasionado hepatitis tóxicas graves. En realidad, las únicas sustancias que pueden defenderse son las fibras solubles como el glucomanán, pero no producen ningún efecto en pequeñas cantidades.

Tomando cuatro gramos al día, puede cortarse en seco el hambre más feroz. Tomadas con un gran vaso de agua, aproximadamente una media hora antes de las comidas, dan una sensación de saciedad precoz (se hinchan en el estómago) y rebajan la cantidad de insulina segregada. Pero también favorecen la aparición de molestas hinchazones abdominales.

De cualquier modo y sea cual fuere el comprimido ante el que se sucumba, apartará inevitablemente al obeso de su verdadero objetivo: modificar de una manera permanente sus hábitos alimentarios. Porque a largo plazo solamente la toma de conciencia de una alimentación correcta nos permitirá estabilizar el peso.

III

LA COMPOSICIÓN NUTRICIA DE LOS ALIMENTOS

Como hemos visto claramente en los capítulos precedentes, la energía contenida en los alimentos no es la causa del aumento de peso.

Más tarde descubriremos que toda la diferencia estriba en la naturaleza del alimento, es decir, en su contenido nutricio desde el punto de vista de su aportación de lípidos, glúcidos, prótidos, vitaminas, sales minerales y oligoelementos.

Y entonces comprenderemos que no se engorda por comer demasiado, sino por comer mal y porque la elección de los alimentos no es siempre la acertada.

En una palabra, para perder kilos y recuperar un peso ideal, no sirve de nada pasar hambre. Pronto comprenderemos que basta con armonizar mejor la alimentación, evitando determinados alimentos nocivos en provecho de otros más saludables.

Pero para poder elegir acertadamente hace falta conocer antes las diversas categorías de alimentos que están a nuestra disposición y comprender bien cada una de sus características.

A pesar de su carácter técnico, el presente capítulo es perfectamente asimilable por todas las mujeres, aunque carezcan de formación científica.

Sean cuales sean los pasatiempos favoritos que amenizan su tiempo libre (jardinería, bricolaje, actividades deportivas, etc.), o sus actividades profesionales, lo primero que debe usted aprender son «los principios básicos», y a partir de ahí podrá realizar importantes progresos.

Quizá algunas de las informaciones que reciba aquí le parezcan familiares; en este caso, redoble usted la atención, porque se han divulgado tantas cosas erróneas en el terreno de la nutrición, que lo mejor es desconfiar.

Ante todo hay que saber que los alimentos están formados por nutrientes, es decir, por sustancias que pueden ser asimiladas por el organismo y que están destinadas a mantenerlo vivo.

Los nutrientes energéticos

Su misión es proporcionar energía, pero también servir de materia prima para numerosas síntesis que intervienen en la construcción y reconstrucción de la materia viva. Comprenden:

- los prótidos o proteínas
- los glúcidos o hidratos de carbono
- los lípidos o grasas.

Los nutrientes no energéticos

Son necesarios para la asimilación y el metabolismo de los anteriores. Algunos sirven de catalizadores de las innumerables reacciones químicas que tienen lugar en el organismo. Podemos enumerar los siguientes:

- las fibras
- el agua
- las sales minerales
- los oligoelementos
- las vitaminas.

LOS NUTRIENTES ENERGÉTICOS

1. Las proteínas

Las proteínas son sustancias orgánicas de origen animal o vegetal que forman la trama de las estructuras celulares del organismo. Están constituidas por numerosos ácidos aminados que son sus elementos básicos.

Si bien algunos de estos ácidos aminados pueden ser fabricados por el organismo, otros, en cambio, deben ser aportados forzosamente por la alimentación, porque el cuerpo no sabe sintetizarlos por sí mismo.

Las proteínas pueden tener un doble origen:

— *origen animal:* se encuentran en la carne, los despojos, los embutidos, el pescado, los crustáceos, los mariscos, los huevos, la leche, los productos lácteos y los quesos.

— *origen vegetal:* se encuentran en la soja, las algas, las almendras, las avellanas, el chocolate y también en los cereales, los alimentos integrales y las leguminosas.

La aportación correcta de proteínas es indispensable:

— para la construcción de las estructuras celulares;
— para la fabricación de determinadas hormonas y neuromediadores, como la tiroxina y la adrenalina;
— como eventual fuente de energía para el organismo, en caso de necesidad;
— para el mantenimiento del sistema muscular;
— para la formación de los ácidos biliares y de los pigmentos respiratorios.

Sepan ustedes, señoras de la gran cocina, que ningún alimento aporta un cóctel tan completo y equilibrado de ácidos aminados como el huevo. Cuando se sabe que la ausencia de un ácido aminado indispensable puede constituir un «factor restrictivo» que llegue a entorpecer la asimilación de los demás, se comprende mejor la absoluta necesidad de incluir en la alimentación productos de origen animal y productos de origen vegetal.

Las comidas exclusivamente vegetales que algunos se elaboran, conducen indefectiblemente a un desequilibrio. En cambio, un régimen vegetariano que incluya huevos y productos lácteos es completamente aceptable (ver el capítulo III de la segunda parte).

Una aportación de proteínas basada únicamente en la carne, tendría una carencia de aminoácidos sulfatados, lo que podría impedir la absorción de otros aminoácidos.

Para obtener una alimentación equilibrada, el adulto debería consumirlas cotidianamente en una proporción de 1 gramo por kilo de peso, con un mínimo de 60 gramos en las mujeres y de 70 gramos en los hombres.

Los deportistas que deseen aumentar su masa muscular pueden llegar hasta los 1,5 gramos de proteínas por kilo, a condición de beber en abundancia.

COMIDAS	ALIMENTOS	PROTEÍNAS ANIMALES	PROTEÍNAS VEGETALES
Desayuno	150 ml de leche 60 g de pan integral	 5	 5
Comida	150 g de pescado 50 g de pastas integrales 1 yogur	20 5	 5
Cena	200 g de lentejas 30 g de queso 60 g de pan integral	 3 	18 5
	Total	33 g	33 g

En la práctica, una persona que pese setenta kilos debería tomar cada día alrededor de 33 gramos de proteínas animales y 33 gramos de proteínas vegetales, que podrían repartirse de la manera indicada en el cuadro superior.

Estas proteínas deberían representar el 15% de nuestra ración diaria de alimentos. El siguiente cuadro los ayudará a hacer una buena elección:

ALIMENTOS QUE CONTIENEN PROTEÍNAS		
	PROTEÍNAS ANIMALES	PROTEÍNAS VEGETALES
Concentración media	Buey, ternera Cordero Cerdo Volatería Embutidos Pescados Quesos	Semillas de soja Germen de trigo Algas Cacahuetes tostados Lentejas Judías blancas Almendras
Concentración importante	Huevos Leche Quesos frescos	Copos de avena Pan integral Chocolate (> 70% de cacao) Centeno integral Pastas integrales Arroz integral Nueces, lentejas

Una alimentación deficitaria en proteínas tendría graves consecuencias para el organismo, como pueden ser: debilidad muscular, dificultades de cicatrización, prolapso de órganos, hernias, etc.

En cambio, si su consumo fuera demasiado importante, persistiría la presencia de residuos proteicos en el organismo, los que, al transformarse en ácido úrico y en urea, originarían gota. Por eso se recomienda beber agua en abundancia para eliminar estos residuos.

De todas maneras, recordemos que las proteínas son indispensables para disfrutar de una buena salud y que su consumo, incluso en cantidades importantes, no es un problema, salvo en casos de insuficiencia renal grave.

Sin embargo, no debemos olvidar que, en los alimentos, generalmente van asociadas a las grasas (lípidos) y con mucha frecuencia a las grasas saturadas que, desgraciadamente, deben consumirse con la máxima prudencia.

2. Los glúcidos

Conocidos durante mucho tiempo como «hidratos de carbono», porque son moléculas compuestas de carbono, de oxígeno y de hidrógeno, los glúcidos (del griego *glukus,* que significa «dulce») son también comúnmente designados con el término general de «azúcares».

a. Clasificación de los glúcidos en función de la complejidad de sus moléculas (fórmula química)

LOS GLÚCIDOS DE UNA SOLA MOLÉCULA (MONOSACÁRIDOS):

— la glucosa, que se encuentra en poca cantidad en la miel y en las frutas

— la fructosa, que se encuentra principalmente en las frutas
— la galactosa, que se encuentra en la leche.

LOS GLÚCIDOS DE DOS MOLÉCULAS (DISACÁRIDOS):
— la sacarosa, que no es más que el azúcar blanco (en polvo o en trozos) que se extrae de la remolacha o de la caña de azúcar (glucosa + fructosa)
— la lactosa (glucosa + galactosa), que es el azúcar que se encuentra en la leche de los mamíferos
— la maltosa (glucosa + glucosa). que se extrae de la malta, es decir de la cerveza y del maíz.

LOS GLÚCIDOS DE VARIAS MOLÉCULAS (POLISACÁRIDOS):
— el glicógeno que se encuentra en el hígado de los animales
— el almidón, formado por muchas moléculas de glucosa, que se encuentra en:
• los cereales: trigo, maíz, arroz, centeno, cebada, avena
• los tubérculos: patatas, ñame
• las raíces: colinabo
• las semillas (leguminosas): garbanzos, judías, lentejas, soja.

Algunos autores incluyen en esta categoría la celulosa, la hemicelulosa, la pectina de la fruta y las gomas, pero estos glúcidos no se asimilan después de la digestión y por lo tanto no aportan ninguna energía al organismo. Es mejor clasificarlas entre las fibras.

Durante mucho tiempo se clasificó los glúcidos en función de su estructura molecular, dividiéndolos en dos categorías, la de los **«azúcares simples»** y la de los **«azúcares complejos»**.

— los **«azúcares simples»** (glúcidos con una o dos moléculas), que necesitan pocas transformaciones digestivas y son rápidamente absorbidos a su paso por el intestino delgado, fueron denominados **«azúcares rápidos»**.

— los **«azúcares complejos»**, formados a partir del almidón, y que según se creía, debían sufrir una larga digestión debido a la complejidad de sus moléculas, fueron llamados **«azúcares lentos»**, porque se estimaba efectivamente que su asimilación digestiva era más lenta. Esta clasificación de los glúcidos en «azúcares de absorción rápida» y «azúcares de absorción lenta» está completamente superada hoy en día y corresponde a una creencia errónea. (Ver cuadro de las páginas 76-77.)

Los recientes experimentos han demostrado que la complejidad de la molécula de hidrato de carbono no condiciona la velocidad con que el organismo asimila la glucosa.

De esta manera, procediendo a numerosas experiencias, se ha podido demostrar que la variación de la tasa de glicemia sanguínea, después de la absorción de un glúcido en ayunas, se hace siempre más o menos en el mismo lapso, sea cual sea la complejidad de su molécula.

Se habrá observado que la clasificación de los glúcidos en «azúcares rápidos» y «azúcares lentos» tenía un carácter puramente especulativo y teórico, porque no se trataba más que de una extrapolación a partir de su fórmula química.

AZÚCARES «LENTOS», AZÚCARES «RÁPIDOS»: UNA DISTINCIÓN ERRÓNEA

La gran mayoría de los bromatólogos y otros dietistas actuales siguen empleando impunemente los conceptos ya superados de **«azúcares lentos»** y **«azúcares rápidos»**.

Por ejemplo, un diabetólogo como el profesor Slama no desaprovecha la ocasión para recordar con vehemencia que los glúcidos solamente deben ser clasificados por su amplitud glicémica.

Podemos sonreír al constatar que el error es profusamente divulgado por Paul-Loup Sulitzer en su último libro *El régimen Sulitzer,* como lo han hecho antes de él todos los autores profesionales (o no) de regímenes hipocalóricos.

Pero en cambio nos formularemos serias preguntas al comprobar que el doctor Daninos, endocrinólogo, lo sigue usando, y con exceso, en un artículo crítico que ha redactado sobre el método Montignac y que apareció en noviembre de 1993 en *Le Quotidien du Médecin.*

Así pues, la experiencia nos ha demostrado que la absorción de los glúcidos, sean cuales fueren (de molécula simple o compleja) tiene lugar alrededor de unos veinte o veinticinco minutos después de su ingestión.

VELOCIDAD DE ABSORCIÓN DE LOS GLÚCIDOS

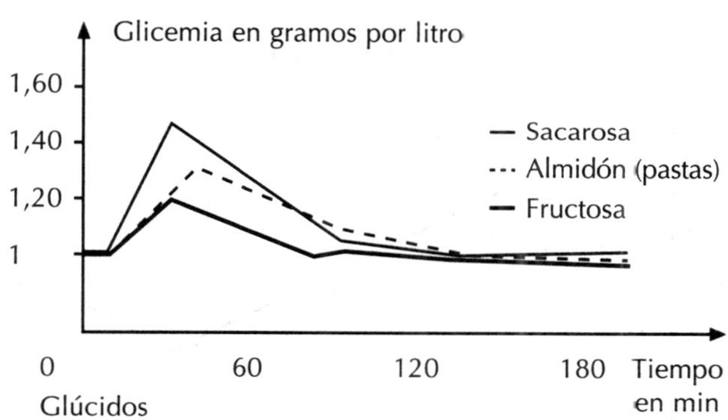

Desgraciadamente, esta clasificación falaz de los glúcidos sirve aún de referencia en numerosos enfoques dietéticos, sobre todo en el terreno de la alimentación del deportista, donde con frecuencia se considera como un principio intocable.

b. ¿Qué es la glicemia?

La glucosa puede ser considerada como el verdadero «carburante» del organismo. Tiene dos orígenes.

O bien es sintetizada por el organismo que la produce a partir de sus grasas de reserva, o bien sale del metabolismo de los glúcidos. En ambos casos, con almacenamiento o sin él (en forma de glicógeno), la glucosa transita por la sangre. Por lo tanto la glicemia puede indicar el porcentaje de glucosa que hay en la sangre.

La proporción de glicemia en ayunas es normalmente de 1 gramo por litro de sangre (o 5,5 mmol/l).

Este parámetro biológico, entre otros, es el que interesa a su médico cuando le pide los resultados de un análisis de sangre.

ÍNDICE GLICÉMICO

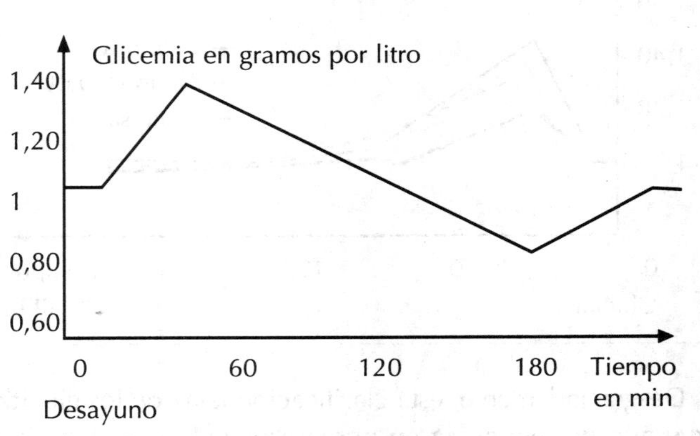

A partir de la absorción de un glúcido en ayunas, se puede ver la variación del porcentaje de glucosa en la sangre.

En un primer momento, la glicemia aumenta más o menos, según la naturaleza del glúcido, hasta alcanzar un máximo llamado «pico glicémico». Entonces el páncreas, que desempeña un papel esencial en la función metabólica, segrega una hormona, la insulina, cuyo objetivo es expulsar la glucosa de la sangre para hacerla penetrar en las células que tengan necesidad de ella.

Por esta razón, en un segundo momento, y bajo el efecto de la insulina, desciende el porcentaje de glicemia.

En un tercer momento, la glicemia vuelve a su nivel normal.

c. El índice glicémico

Por eso, para estudiar los glúcidos, antes que basarse en la velocidad de asimilación de los mismos, conviene considerarlos a partir del aumento, más o menos elevado, de la glicemia que incitan.

Por tanto, nos interesará, el «pico glicémico» de cada glúcido ingerido, es decir, su poder hiperglicemiante, como ha sido definido por el índice glicémico puesto a punto en 1976 por el profesor Crapo, en Estados Unidos.

En realidad, este índice glicémico corresponde a la superficie del triángulo de la curva de hiperglicemia inducida por el elemento sometido a prueba. Se da arbitrariamente el índice 100 a la glucosa. El de los demás glúcidos es el resultado de la siguiente relación:

$$\frac{\text{superficie del triángulo del glúcido sometido a test}}{\text{superficie del triángulo de glucosa}} \times 100$$

El índice glicémico será tanto más elevado cuanto más fuerte haya sido la hiperglicemia inducida por el glúcido estudiado.

Actualmente, la mayor parte de los científicos admiten que la clasificación de los glúcidos debe hacerse en función de su poder hiperglicemiante, tal como queda definido por el concepto de índice glicémico.

En este libro descubriremos progresivamente que la noción de índice glicémico es fundamental, porque nos permitirá explicar no solamente el origen de la gordura y, por consiguiente de la obesidad, sino el de numerosos problemas de fatiga y de falta de vitalidad que preocupan a nuestros contemporáneos en general y a las mujeres en particular.

Por eso y para simplificar las cosas, propondré clasificar los glúcidos en dos categorías: los «buenos glúcidos» (los que tienen un índice glicémico bajo) por una parte, y los «malos glúcidos» (los que tienen un índice glicémico alto) por la otra.

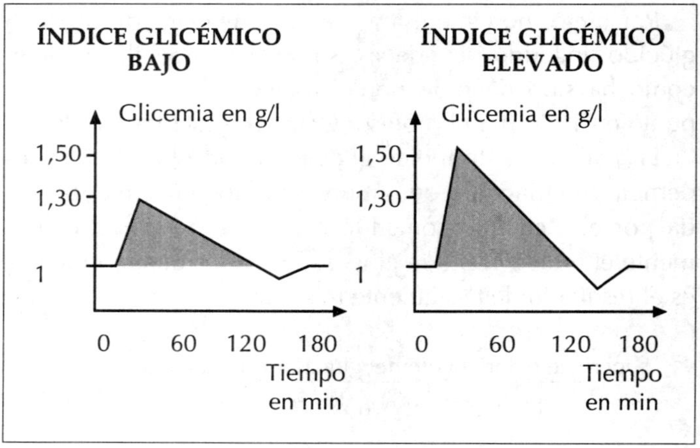

d. Los malos glúcidos

Son todos los glúcidos cuya ingestión desencadena un fuerte aumento de glucosa en la sangre y, por consiguiente, provoca hiperglicemias.

Se trata sobre todo de glúcidos con índice glicémico superior a cincuenta, como es el caso del azúcar blanco en todas sus formas, puro o combinado con otros alimentos (bebidas, golosinas...), pero también y sobre todo los glúcidos refinados industrialmente, como las harinas blancas (pan blanco, pastas blancas y arroz blanco).

De igual modo descubriremos que también forman parte de los «malos glúcidos» algunos productos de consumo corriente, como las patatas o el maíz, cuyo índice glicémico es aún más elevado cuando han recibido un tratamiento industrial (féculas y copos de patatas, *corn-flakes*, palomitas...), o han sido transformados por la cocción (puré de patatas).

e. Los buenos glúcidos

Contrariamente a los precedentes, son glúcidos que ocasionan una liberación modesta, es decir, débil, de glucosa en el organismo, por lo que provocan un aumento reducido de la glicemia. Éste es el caso de todos los cereales completos (harinas sin refinar), del arroz entero, y de numerosas féculas y legumbres secas, como las lentejas, los guisantes y las judías.

A esto tenemos que añadir los frutos y todas las verduras (como los puerros, las coles, las lechugas, las judías verdes...) que tienen además una gran riqueza en fibras.

f. Hiperglicemia e insulina

Hemos visto que, cuando la absorción de un glúcido está en su punto máximo (pico glicémico), el páncreas segrega insulina para rebajar la glicemia, eliminando de alguna manera la glucosa de la sangre. La cantidad de insulina introducida estará siempre relacionada con la importancia de la glicemia; por lo tanto, la hiperglicemia significará, en la mayoría de los casos, un hiperinsulinismo.

En otros capítulos insistiremos con más detalle sobre este punto, que es también fundamental para poder comprender claramente la mayor parte de los fenómenos del metabolismo y sus consecuencias, sobre todo el aumento de peso.

3. Los lípidos (o grasas)

Desde hace unos años, las grasas son objeto de una verdadera psicosis en el seno de la sociedad contemporánea. En Estados Unidos, el comportamiento respecto a ellas se ha convertido en una verdadera paranoia. Después de haber sido durante siglos el alimento más buscado y más apreciado, lo graso se ha convertido ahora en el objeto de todos los reproches y, como consecuencia, de todas las exclusiones.

La dietética tradicional lo responsabiliza de la obesidad en la medida en que contiene una gran cantidad de calorías. Se ha podido mostrar además que, a través del colesterol, es el responsable de la mayor parte de las enfermedades cardiovasculares. Actualmente, se le acusa incluso de ser un factor importante en la formación de algunos cánceres.

Los estudiaremos con más detalle en un capítulo dedi-

CUADRO DE LOS ÍNDICES GLICÉMICOS

GLÚCIDOS DE ÍNDICES GLICÉMICOS ELEVADOS		GLÚCIDOS DE ÍNDICES GLICÉMICOS BAJOS	
Maltosa (cerveza)	110	Pan completo o con salvado	50
Glucosa	100	Arroz integral	50
Patatas al horno	95	Guisantes	50
Pan muy blanco (de hamburguesas)	95	Cereales integrales sin azúcar	50
Puré de patatas	90	Copos de avena	40
Miel	90	Judías rojas	40
Zanahorias	85	Zumo de frutas frescas sin azúcar	40
Corn-flakes, palomitas	85	Pastas completas	40
Arroz de cocción rápida	85	*Pumpernickel*	40
Habas	80	Pan de centeno integral	50
Calabaza	75	Pan integral	35
Sandía	75	Guisantes secos	35
Azúcar *(sacarosa)*	70	Productos lácteos	35
Pan blanco	70	Helados	35
Cereales refinados azucarados	70	Judías secas	30
Barras chocolateadas	70	Lentejas	30
Patatas hervidas	70	Garbanzos	30
Bizcochos	70	Pastas integrales	30
Maíz	70	Otros frutos secos	30
Arroz blanco	70	Mermelada de frutas sin azúcar	30
Frutos secos	65	Chocolate negro (> 70% de cacao)	22
Pan moreno	65	Fructosa	20
Patatas cocidas con su piel	65	Soja	15
Remolacha	65	Cacahuetes	15
Plátanos, melón, confitura	60	Verduras	> 15
Pastas blancas	55	Setas	

cado a la hipercolesterolemia desde el punto de vista sociológico y epidemiológico.

Como el presente capítulo es de naturaleza técnica, nos contentaremos con abordar el tema con la mayor objetividad y realismo posibles.

Los lípidos, o grasas de reserva, son moléculas complejas, llamadas más corrientemente cuerpos grasos. Generalmente se los clasifica según su origen en:

— *lípidos de origen animal,* que son las grasas contenidas en la carne, el pescado, la mantequilla, los productos lácteos, el queso, los huevos.

— *lípidos de origen vegetal,* que son los aceites (de oliva, de girasol...) y las margarinas.

Sin embargo, es más interesante clasificar los lípidos en función de su fórmula química. Así, los distinguiremos:

— **los ácidos grasos saturados**, que se encuentran en la carne, los embutidos, los huevos, los productos lácteos (leche, mantequilla, crema de leche, quesos) y el aceite de palma.

— **los ácidos grasos monoinsaturados y poliinsaturados**, que son grasas que permanecen en forma de líquido a temperatura ambiental (aceite de girasol, de oliva, de colza...), aunque algunas de ellas puedan endurecerse por hidrogenación (fabricación de margarinas).

— **grasas insaturadas,** de pescado, de oca y de pato.

En la alimentación es importante, por no decir indispensable, el consumo de lípidos, debido a que:

— proporcionan energía almacenable en forma de grasas de reserva y disponible en todo momento para alimentar de glucosa el organismo

— participan en la formación de las membranas y de las células

— entran en la composición de los tejidos y sobre todo del sistema nervioso

— permiten la formación de hormonas y de prostaglandinas

— forman parte de la fabricación de las sales biliares

— vehiculan las vitaminas liposolubles A, D, E y K

— son la única fuente de los ácidos grasos llamados esenciales: el ácido linoleico y el ácido alfa-linoleico

— determinados ácidos grasos realizan un papel preventivo en patología cardiovascular.

a. Lípidos y obesidad

Las grasas son las mayores proveedoras de energía, y por eso constituyen el enemigo número uno en los regímenes hipocalóricos.

Pero más adelante tendremos ocasión de descubrir que, en la alimentación, es menos cuestionable la cantidad de energía que los malos hábitos alimentarios, que son los que desestabilizan el metabolismo y conducen a favorecer la formación de grasas de reserva. También aprenderemos que es la hiperglicemia, a través del hiperinsulinismo, la que contribuye en gran medida a almacenar anormalmente las aportaciones excesivas de grasas debidas a los lípicos (lipogénesis).

b. Lípidos y colesterol

Se ha explicado ya la correlación entre el consumo excesivo de grasas y la tasa de colesterol sanguíneo (responsable de las enfermedades cardiovasculares). Pero tal afirmación sería incompleta si no se matizara, porque el colesterol total se subdivide en dos tipos de colesterol: el «bueno» y el «malo».

Lo ideal es mantener una tasa de colesterol total inferior o igual a 2 g/l y en el que la proporción de «buen» colesterol sea lo más importante posible.

Es necesario saber que no todas las grasas favorecen el aumento del «mal» colesterol. Al contrario, incluso las hay que tienen tendencia a hacerlo disminuir sensiblemente. Esto lo veremos más detalladamente en el capítulo dedicado a la hipercolesterolemia y a los riesgos cardiovasculares.

Debido a esto, y con el fin de concretar, conviene clasificar las grasas en tres nuevas categorías.

— Las grasas que aumentan el colesterol

Son los ácidos grasos saturados, contenidos sobre todo en la carne, los embutidos, la leche, los productos lácteos completos, la mantequilla y algunos quesos.

Un consumo excesivo de grasas saturadas puede conducir a una elevación del porcentaje de colesterol en la sangre y favorecer, en consecuencia, accidentes cardiovasculares. Por otra parte, numerosos estudios tienden a considerar que el abuso de grasas saturadas podría constituir un factor de riesgo en la aparición de determinados cánceres.

— Las grasas que tienen poca acción sobre el colesterol

Son las que se encuentran en la volatería, en los crustáceos y en los huevos.

— Las grasas que hacen bajar el colesterol y se oponen a las lesiones de las arterias

Son los ácidos grasos insaturados, que se encuentran sobre todo en los aceites (salvo el aceite de palma), los frutos oleaginosos y el pescado, o también en las grasas de oca y de pato *(foie gras, confits).*

Entre éstos distinguiremos:

- *Los ácidos grasos monoinsaturados,* principalmente el ácido oleico del aceite de oliva, que tiene la propiedad de bajar el colesterol total y de aumentar el «buen» colesterol. Tienen la ventaja de ser químicamente estables.
- *Los ácidos grasos poliinsaturados,* que se encuentran sobre todo en los aceites de girasol, de maíz o de colza, y que hacen bajar la tasa de colesterol total. Son ricos en ácidos grasos esenciales, pero tienen el inconveniente de ser fácilmente oxidables. Y, cuando los ácidos grasos poliinsaturados se oxidan, se vuelven tan nocivos para las arterias como un ácido graso saturado.

También las modificaciones químicas que sufren algunas grasas vegetales durante el proceso de solidificación (para convertirse en margarinas) parecen cambiar sus propiedades.

c. Los ácidos grasos esenciales

El ácido linoleico y el ácido alfa-linoleico (reagrupados antiguamente bajo la apelación de vitamina F) merecen una atención particular debido a que su presencia es indispensable en la alimentación.

Durante esos años se ha demostrado efectivamente el papel capital de estos ácidos en la construcción de las membranas de las células cerebrales y en el desarrollo del sistema nervioso. Esto ha llevado a cuestionar la aptitud mental de los individuos que han sufrido carencia de estos ácidos (sobre todo durante la primera infancia).

También se ha demostrado que su ausencia podría constituir un importante factor de responsabilidad en el desarrollo de las enfermedades más graves del metabolismo que atacan a las poblaciones de los países industrializados, y principalmente todas las que acusan una deficiencia del sistema de defensa inmunitario.

Las malas costumbres alimentarias de nuestra época, así como la naturaleza dudosa de los productos que se nos ofrece, sobre todo cuando son refinados, son probablemente la causa de estas carencias. El ácido linoleico, que se encuentra en los aceites de girasol, de maíz y de pepitas de uva, disminuye el riesgo cardiovascular.

Su carencia acarrearía trastornos del crecimiento y modificaciones celulares, con alteraciones de la piel, las mucosas, las glándulas endocrinas y los órganos sexuales. El aporte aconsejado es de 10 g por día, lo que puede obtenerse consumiendo, por ejemplo, 20 g de aceite de girasol, de maíz o de soja diariamente.

El ácido alfa-linoleico, que se encuentra en grandes cantidades en los aceites de colza, de nuez y de germen de trigo, es particularmente importante en la bioquímica del sistema nervioso. Su carencia podría ocasionar una alteración de los resultados de aprendizaje, anomalías de la transmisión nerviosa, un riesgo acrecentado de trombosis y una menor resistencia al alcohol. Su aporte aconsejado es de 2 g por día. Esta cantidad puede obtenerse consumiendo cotidianamente 25 g de aceite de colza.

Ningún aceite puede aportar por sí solo un equilibrio

correcto en ácidos oleico, linoleico y alfa-linoleico. Por lo tanto, para aliñar las ensaladas y las verduras, es necesario mezclar (o alternar) dos o tres aceites:

— ya sea aceite de oliva + aceite de girasol
— ya sea aceite de oliva + aceite de girasol + aceite de colza.

d. Consumo cotidiano de lípidos

El consumo cotidiano de grasas, en todas sus formas, no debería representar más del 30% de la alimentación. Actualmente, en Francia es de al menos el 45% (los dos tercios del cual son grasas saturadas).

La idea sería repartir la ración de lípidos comiendo un 25% de grasas saturadas (carne, embutidos, mantequilla y derivados lácteos completos), un 50% de ácidos grasos monoinsaturados (grasas de oca, aceite de oliva) y un 25% de ácidos grasos poliinsaturados (pescado, aceite de girasol, de colza, de maíz, etc.).

Insistiremos con más detalle sobre estas recomendaciones en capítulos posteriores.

LOS NUTRIENTES NO ENERGÉTICOS

El hecho de que determinados alimentos no sean energéticos no disminuye su interés alimenticio.

Es justamente al contrario. Pero el hecho de que no proporcionen energía ha llevado a muchos de nuestros contemporáneos a prestarles poca atención, cuando su papel en la alimentación es vital.

1. Las fibras alimentarias

Nuestros antepasados comían fibras sin saberlo. En cuanto a nosotros, las hemos descubierto recientemente y al mismo tiempo hemos podido comprobar que no las comíamos en suficiente cantidad.

Las fibras alimentarias, que se encuentran en su mayor parte en los glúcidos de índice glicémico bajo y sobre todo muy bajo, son sustancias de origen vegetal y generalmente están combinadas con otros nutrientes. Se las define como *«residuos vegetales que resisten a la acción de las enzimas del intestino delgado, pero parcialmente hidrolizadas por la flora bacteriana cólica».*

Son sustancias de origen vegetal cuya fórmula química está compuesta por glúcidos complejos. A veces se las designa con el término de «glúcidos no digeribles». También, en determinados envoltorios de productos alimentarios, pueden ser incluidas entre los glúcidos totales. Pero esta asimilación es abusiva, porque ni son digeridas en absoluto, ni aumentan la glicemia.

a. Las diversas clases de fibras

Se distinguen dos variedades que tienen propiedades muy diferentes:

— Las fibras insolubles

Son la celulosa, la mayor parte de las hemicelulosas y la lignina. Se las encuentra en las frutas, las legumbres, los cereales y las leguminosas.

— Las fibras solubles

Son la pectina (de la fruta), las gomas (de las leguminosas), los alginatos de las algas (agar, guar, carragahen) y las hemicelulosas de cebada y de avena.

b. Los efectos de las fibras

Las fibras insolubles, al empaparse de agua como esponjas, permiten acelerar el vaciado del estómago, y al mismo tiempo aumentan el volumen de las heces y las humedecen, lo que facilita su expulsión.

Por lo tanto, su papel principal es el de realizar una excelente prevención del estreñimiento (si se acompañan de abundante bebida). Pero también constribuyen a rebajar un poco el nivel de colesterol en la sangre y sobre todo a prevenir la aparición de cálculos biliares. Finalmente, ejercen una acción preventiva de los cánceres de colon y de recto, que solamente en Francia ocasionan la muerte de 25.000 personas al año.

Hubo una época en que se acusaba al ácido fítico de los cereales de obstaculizar la absorción del calcio. También se decía que «el pan integral descalcificaba». Los trabajos modernos han demostrado que no es cierto, sobre todo si el pan se hace con levadura y se respeta el proceso de fabricación tradicional (sin amasamiento acelerado).

Las fibras tampoco impiden la absorción de las vitaminas y de los oligoelementos, y además los alimentos ricos en fibras (fruta, leguminosas, verduras) contienen con frecuencia un buen número de estos micronutrientes indispensables para el buen funcionamiento de nuestro organismo.

Las fibras solubles, al absorber una gran cantidad de agua, forman un gel espeso de múltiples propiedades. Debido a su gran volumen, llenan generosamente el estómago, lo que produce una saciedad precoz. De esta manera, la sensación de hambre disminuye rápidamente, sin haber ingerido un exceso de calorías.

Influyen en la absorción de los glúcidos y de las grasas. Así, después de haber comido alimentos ricos en fibras solubles, a igual cantidad de glúcidos ingeridos, la glicemia aumenta menos, por lo que la secreción de insulina es menos importante. Y esta hormona es la que facilita el almacenamiento de grasas, es decir, el aumento de peso. En resumen, una buena ración de fibras solubles ayudará a adelgazar, si se necesita perder kilos.

Esta acción también contribuye a mejorar el equilibrio del diabético al disminuir su tasa de glicemia. Por lo tanto, los que padecen diabetes deben preferir los alimentos que contengan glúcidos ricos en fibras solubles (fruta, judías blancas y lentejas sobre todo) que tienen un índice glicémico bajo.

Al rebajar el nivel de colesterol sanguíneo, las fibras son un factor de protección cardiovascular. Y esta protección se refuerza además debido a que algunos alimentos ricos en fibras (verduras, frutos oleaginosos sin manipular) contienen antioxidantes (vitaminas C y E, beta-caroteno) que protegen también las paredes de las arterias.

La acción benéfica que ejercen sobre los lípidos sanguíneos es también válida para los triglicéridos. No se puede dejar de lamentar el hecho de que todos los países industrializados, y sobre todo Estados Unidos, hayan disminuido anormalmente su consumo de fibras.

En Francia, solamente se consumen en la actualidad 17 g de fibras por habitante y día, mientras que la aportación diaria debería ser de 40 g. Al menos debería respetarse un mínimo de 30 g.

En cuanto a los norteamericanos, consumen en la actualidad menos de 10 g, lo que es catastrófico.

2. El agua

La masa líquida del cuerpo representa del 45 al 60% del peso de un individuo adulto que goce de buena salud.

El hombre puede sobrevivir durante semanas sin alimentos, pero solamente unos días sin agua. Puede perder sus reservas de glicógeno, de grasa y la mitad de sus proteínas sin correr un verdadero peligro, pero una deshidratación de solamente el 10% será una causa notable de fatiga.

Todo el mundo sabe que hay que reemplazar el agua perdida por la orina, la respiración, la transpiración e incluso por las heces. La cantidad eliminada de esta manera es del orden de dos a dos litros y medio por día.

Se reemplaza a través de:

— las bebidas: 1,5 l/d (agua, leche descremada, zumos de fruta, té, sopa...)
— el agua contenida en los alimentos sólidos (por ejemplo, el pan tiene una tasa de humedad del 35%)

— el agua metabólica, es decir, el agua producida por los diferentes procesos químicos del organismo.

Si se bebe suficientemente, la orina debe ser clara. Su color excesivamente amarillo es señal de una franca insuficiencia de bebida.

3. Las sales minerales y los oligoelementos

Las sales minerales son sustancias esenciales para la vida humana. Participan de manera activa en las diferentes funciones metabólicas y electroquímicas de los nervios y de los músculos, así como en la formación de algunas estructuras como la de los huesos o la de los dientes. Además, determinados minerales hacen la función de catalizadores en múltiples reacciones bioquímicas del organismo.

Hay que clasificar los minerales en dos grupos:

— aquellos cuya cantidad necesaria para el buen funcionamiento del organismo es relativamente importante: los macroelementos
— aquellos que se encuentran en cantidades ínfimas: los oligoelementos.

Estas sustancias actúan como catalizadores de las reacciones bioquímicas del organismo. Son en cierta manera intermediarios que activan las enzimas en su trabajo, y sin las cuales no pueden tener lugar las reacciones químicas. Su presencia es por lo tanto indispensable, aunque actúen en cantidades infinitesimales.

Algunos oligoelementos son conocidos desde hace mucho tiempo, como por ejemplo el hierro, cuya importancia para la salud era ya conocida en la antigüedad, aunque entonces no se sabía cómo actuaba.

Pero la mayor parte de ellos ha sido descubierta recientemente, con ocasión de las investigaciones efectuadas sobre lo que se acostumbra a llamar enfermedades de la civilización, como por ejemplo la falta de vitalidad, o más exactamente la fatiga.

Los oligoelementos (del griego *oligos,* que significa «pequeño») son metales o metaloides presentes en el organismo en cantidades muy pequeñas.

En la actualidad, los dos problemas que se plantean a propósito de los oligoelementos se refieren a su cantidad y a su calidad.

SALES MINERALES	OLIGOELEMENTOS
sodio potasio calcio fósforo magnesio	hierro yodo zinc cobre manganeso flúor cromo silenio cobalto molibdeno

La tierra agrícola, debido a su explotación industrial intensiva a través de la utilización masiva de abonos químicos, de fosfatos y a la no reintroducción de abonos naturales de origen animal en el ciclo biológico, se empobrece en oligoelementos, sobre todo en lo que se refiere al manganeso.

Los vegetales que crecen en estos terrenos agotados son también pobres en oligoelementos. Incluso el mundo animal se siente afectado. En algunos casos basta, por ejemplo, con añadir zinc en la alimentación de las vacas para que puedan parir de nuevo. Sin zinc no pueden procrear.

Como nuestra alimentación es cada vez más deficitaria en oligoelementos, somos cada vez más deficitarios en ellos. Ésta, según muchos especialistas, es la base de los problemas patológicos de este final del siglo XX.

Quedan solamente dos soluciones. O volver atrás, como propone con éxito la agricultura biológica, o complementar la alimentación con suplementos alimentarios, cosa que no debería ser más que una etapa de transición antes de volver a normas de cultivo más acordes con nuestras necesidades naturales.

4. Las vitaminas

En circunstancias excepcionales (ciudades asediadas, hambruna, expediciones marítimas), se pudo observar, a lo largo de los siglos, la aparición de enfermedades directamente relacionadas con una mala alimentación.

Esto ocurrió por ejemplo con las hemorragias de encías debido al escorbuto, los trastornos óseos del raquitismo, las parálisis y los edemas debidos al beriberi, o con las lesiones de la piel debidas a la pelagra.

Hubo que esperar a finales del siglo XIX y sobre todo a principios del XX para demostrar que estos desequilibrios estaban íntimamente relacionados con la ausencia de unas sustancias indispensables para la alimentación, llamadas vitaminas.

Aparte de los casos históricos citados anteriormente, se ignoraba la existencia de estos nutrientes esenciales, porque los alimentos que consumía el hombre los contenían casi siempre en cantidad suficiente como para no provocar carencias notorias.

Con el cambio de los hábitos alimentarios de los últimos decenios, la generalización del consumo de productos refinados (azúcar blanco, harinas blancas, arroz blanco), el desarrollo de los cultivos intensivos y sus transformaciones industriales, han aparecido, cada vez con más frecuencia, nuevas carencias o al menos subcarencias en ciertas vitaminas.

Se podrían definir las vitaminas como unos compuestos orgánicos necesarios, en pequeñas cantidades, para mantener la vida, promover el crecimiento y permitir la capacidad de reproducción del hombre y de la mayor parte de los animales.

Pueden obtenerse en diversas fuentes. La parte magra de la carne es una de ellas, sobre todo en los riñones y el hígado, donde están en una proporción importante.

También las semillas, tanto las leguminosas como las nueces, las avellanas o los cereales integrales, son ricas en vitaminas. Las raíces y los tubérculos, como las patatas, lo son menos. En cuanto a las frutas y a las verduras, lo son de manera desigual. Su proporción puede variar según la naturaleza del suelo, pero también según el tiempo y las condiciones de almacenamiento y según la manera de cocinarlos.

Siempre es interesante hablar de las vitaminas en general, pero, tanto por su estructura como por su manera de actuar, forman un grupo heterogéneo, por lo que es conveniente considerarlas por separado. De todas maneras, se pueden clasificar en dos grupos: las vitaminas liposolubles, por una parte, y las vitaminas hidrosolubles, por otra.

a. Las vitaminas liposolubles

Las vitaminas liposolubles son cuatro: A, D, E y K. Generalmente se presentan asociadas a los alimentos grasos, como la mantequilla, la nata, los aceites vegetales, las grasas, y algunas hortalizas.

Las propiedades comunes de las vitaminas liposolubles son las siguientes:

— son estables bajo los efectos del calor e incluso resisten la cocción;
— están almacenadas en el organismo, sobre todo en el hígado, por lo que su eventual carencia tarda un tiempo en manifestarse;
— pueden ser tóxicas, si se ingieren en grandes cantidades (sobre todo las vitaminas A y D).

b. Las vitaminas hidrosolubles

Como su nombre indica, estas vitaminas son solubles en el agua, por lo que en caso de exceso pueden ser eliminadas por la orina. Aunque cada una de ellas tenga sus propiedades particulares, se ha demostrado que están íntimamente ligadas entre sí por las diferentes reacciones celulares en las que intervienen.

Las principales vitaminas hidrosolubles son las siguientes:

— vitamina C: ácido ascórbico
— vitamina B_1: tiamina

— vitamina B_2: riboflavina
— vitamina PP: niacina
— vitamina B_5: ácido pantoténico
— vitamina B_6: piridoxina
— vitamina B_8: biotina
— vitamina B_9: ácido fólico (folacina)
— vitamina B_{12}: cianocobalamina.

Al igual que los oligoelementos, las vitaminas son catalizadores de múltiples reacciones bioquímicas. En la actualidad, se conocen bastante bien las consecuencias de su ausencia porque, en la mayor parte de los casos, los síntomas son manifiestos.

En cambio, se conocen menos las condiciones de su interdependencia y las consecuencias exactas de su insuficiencia.

Pero lo que sabemos es ya muy importante. A la luz de estos conocimientos, que se enriquecen de día en día con nuevas observaciones, es imposible permanecer indiferentes. Por eso nos hemos visto obligados a plantearnos una serie de preguntas para las que en la mayoría de los casos hemos encontrado respuestas.

En los capítulos siguientes descubriremos que la gordura y, con mayor razón, la obesidad, son más el resultado de una desestabilización del metabolismo que de una alimentación demasiado rica, como quieren hacernos creer todavía con demasiada frecuencia.

Veremos sobre todo que reducir de manera drástica las porciones alimenticias, como proponen los regímenes hipocalóricos, solamente puede conducir a que se agraven los déficit en minerales y en vitaminas, muy deficientes ya en nuestra alimentación actual.

Nos sorprenderemos al saber que, paradójicamente, las reducciones excesivas de calorías son las que, de frustración en frustración, conducen finalmente a la obesidad tan característica de los países industrializados y particularmente de Estados Unidos.

Las diferentes tomas de conciencia, en términos de desviación y de contaminación alimentaria, que desarrollaremos en los capítulos siguientes, son las que nos ayudarán a poner en práctica todos los esfuerzos que nos permitan, si no escapar, al menos limitar considerablemente sus efectos nocivos.

Como he explicado al principio, el interés de este capítulo técnico es capital. En todo caso es indispensable para comprender el Método en general y sobre todo el capítulo siguiente. Ahora que ya conocen la disposición nutricia de los alimentos, podrán comprender finalmente por qué se engorda y cómo se puede, real y definitivamente, adelgazar comiendo.

IV

¿POR QUÉ SE ENGORDA?

La dietética tradicional, desesperadamente hipocalórica y por lo tanto restrictiva, induce a creer que si se engorda es porque, aparte de un eventual factor hereditario, se come demasiado.

Sabemos que esto es falso, puesto que todos los que han intentado reducir sus porciones alimenticias para adelgazar, no solamente no han conseguido perder kilos de un modo duradero, sino que en muchos casos se han encontrado al cabo de unos meses incluso con un peso superior al inicial.

Repetiremos una vez más que la responsabilidad por las grasas de reserva no reside en el exceso de energía contenida en los alimentos, sino, como veremos con todo detalle en este capítulo, en la naturaleza de los alimentos consumidos, es decir, en sus características nutritivas.

Una vez más, invito al lector a leer atentamente este capítulo, pese a su carácter técnico, como el precedente. Sería un lamentable error pasar directamente al capítulo del Método sin haber comprendido la verdadera razón del aumento de peso.

La explicación de «¿Por qué engordamos?» se sitúa en

relación a la amplitud de la glicemia y a sus consecuencias sobre la facilidad de almacenamiento de grasas.

Hemos explicado anteriormente que el carburante del organismo es la glucosa. El «depósito» permanente que utilizan todos los órganos que necesitan glucosa para funcionar (el cerebro, el corazón, los riñones, los músculos...) es la sangre.

Hemos visto que en este «depósito» había teóricamente una cantidad que correspondía a un gramo de glucosa por litro de sangre. En realidad el organismo dispone de dos medios para procurarse la glucosa que necesita y para mantener por lo tanto su reserva de un gramo por litro de sangre.

El primer medio es fabricarla, porque el organismo es capaz de fabricar en cualquier momento glucosa a partir de las grasas de reserva almacenadas en el tejido adiposo.

En caso de extrema necesidad, puede incluso fabricar glucosa a partir de las partes no grasas, es decir, de las proteínas contenidas en los músculos.

El segundo medio para conseguir glucosa es consumirla de los alimentos que pertenecen a la categoría de los glúcidos, es decir, todos los azúcares, frutos y féculas (ver el capítulo III de la primera parte).

Sabemos que, cuando el organismo consume un glúcido, éste —a excepción de la fructosa— se transforma (o se metaboliza) en glucosa durante la digestión.

Pero, antes de almacenarse en el organismo en forma de glicógeno, la glucosa producida en la digestión transita por la sangre.

En otras palabras, cuando se consume un glúcido, la glucosa correspondiente hará aumentar la glicemia.

Después de comer una fruta, un dulce o féculas, la glicemia de la sangre se elevará de repente por encima de su porcentaje normal, que como se sabe es de 1 g por litro de sangre.

Se podrá pasar, por ejemplo, de 1 g a 1,2 g si se come una fruta, o a 1,70 si se comen patatas. El aumento súbito de la glicemia por absorción de un glúcido recibe el nombre de hiperglicemia.

Cuando se sobrepasa ampliamente el umbral de 1 g de glucosa por litro de sangre, se está en hiperglicemia. Inversamente, cuando la glicemia desciende demasiado (hacia 0,5 g/l), se dice que se está en hipoglicemia (ver el esquema siguiente).

Como hemos visto en el capítulo precedente, la hiperglicemia provocada por el consumo de un glúcido es función de su índice glicémico.

HIPERGLICEMIA E HIPOGLICEMIA

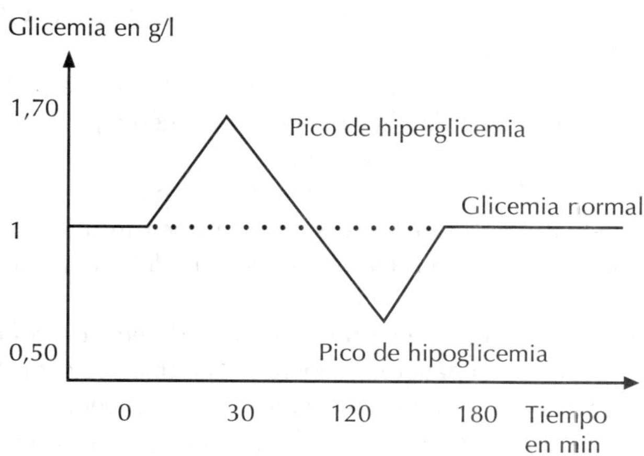

Por lo tanto, si consumimos una fruta con índice glicémico bajo (30), la hiperglicemia será muy débil. En cambio, si consumimos un dulce (índice glicémico, 75), o una patata al horno (índice glicémico, 95), la hiperglicemia será fuerte y la curva podrá llegar, por ejemplo, a 1,75 g.

Puesto que el porcentaje normal es de 1 g/l, en cuanto se supera esta proporción se pone en marcha un mecanismo regulador, controlado por un órgano muy importante, el páncreas, que segrega insulina.

La principal propiedad de esta hormona es hacer descender la glicemia, al facilitar la penetración de glucosa en los órganos que la necesitan. Su segunda acción consiste en favorecer el almacenamiento de las grasas en reserva.

De esta manera, en cuanto la glicemia se eleva por encima de 1 g/l, el páncreas segrega insulina para que la curva regrese a la normalidad.

De la misma manera, en cuanto el nivel baja anormalmente (hipoglicemia), el organismo se las arregla para aumentar de nuevo el porcentaje de glucosa en la sangre y restablecer el equilibrio.

Normalmente, la cantidad de insulina fabricada por el páncreas para bajar la glicemia es directamente proporcional a la importancia de la glicemia.

Por ejemplo, si se come una fruta que provoca una hiperglicemia débil, el páncreas enviará poca insulina para hacerla descender, porque el trabajo que debe realizar es poco importante.

En cambio, si se come un dulce que desencadena una fuerte glicemia, el páncreas deberá enviar una dosis importante de insulina para restablecer el nivel de glicemia.

En cualquiera de los casos, la glucosa expulsada de la sangre por la insulina será o bien almacenada en el hígado (en forma de glicógeno), o bien utilizada por los órganos que la necesitan, como el cerebro, los riñones o los glóbulos rojos.

Pero ahora sabemos que, si un individuo tiene tendencia a la gordura y con más razón a la obesidad, es porque sufre una disfunción pancreática, es decir que, en caso de una gran hiperglicemia, su páncreas segregará una dosis excesiva de insulina. Se dirá entonces que sufre de hiperinsulinismo.

Y se ha demostrado científicamente que el hiperinsulinismo es el responsable de la formación anormal de las grasas de reserva.

Para comprender mejor este fenómeno, hagamos la doble experiencia consistente en que una persona con tendencia a la gordura consuma una rebanada de pan con mantequilla.

PRIMERA EXPERIENCIA

Le haremos consumir 100 g de pan blanco en el que untaremos 30 g de mantequilla. El pan se metabolizará en glucosa y la mantequilla en forma de ácido graso y ambos circularán por la sangre (Fig. 1, p. 108).

Puesto que el pan blanco es un glúcido de índice glucémico elevado (70), el resultado será una fuerte hiperglucemia (alrededor de 1,70 g).

Para hacer que baje esta glicemia, el páncreas segregará cierta cantidad de insulina. Pero como se trata de un páncreas defectuoso, la cantidad de insulina será desproporcionada respecto a la normal (Fig. 2, p. 108). Y este hiperinsulinismo es el que provocará un almacenamiento anormal de una parte de los ácidos grasos de la mantequilla (Fig. 3 y 4, p. 108).

SEGUNDA EXPERIENCIA

Esta vez le haremos consumir 100 g de pan integral en el que también untaremos 30 g de mantequilla (Fig. 1, p. 109). Como el pan integral tiene un índice glicémico bajo (35), el resultado es una glicemia débil (alrededor de 1,20 g). Para hacer que baje esta glicemia débil, el páncreas segregará una cantidad muy pequeña de insulina (Fig. 2, p. 109).

Como con un débil aumento no hay hiperinsulinismo, el páncreas solamente segregará la cantidad de insulina necesaria para hacer rebajar esta glicemia débil (Fig. 3, p. 109).

En consecuencia, los ácidos grasos de la mantequilla no se almacenarán anormalmente, puesto que no hay exceso de insulina (Fig. 4, p. 109).

A pesar de ser un poco esquemática, esta experiencia de la rebanada de pan con mantequilla basta para poner de manifiesto el mecanismo de formación de las grasas de reserva y, por tanto, del sobrepeso.

En los dos casos expuestos, nuestra «cobaya» comió lo mismo: 100 g de pan + 30 g de mantequilla. ¿Por qué se engorda en el primer caso y en el segundo no? Naturalmente a causa de la naturaleza del pan. Su composición nutritiva es la única explicación.

Porque el pan blanco es un alimento refinado al que no solamente se le han quitado las fibras, sino también la mayor parte de las proteínas, vitaminas, sales minerales y oligoelementos. Por esto su índice glicémico es elevado. En cambio, el pan integral es un alimento sin refinar que conserva la totalidad de su contenido nutricio original, sobre todo sus fibras y sus proteínas. Por esto su índice glicémico es bajo.

Al provocar una fuerte glicemia, el pan blanco lleva a un aumento de peso (almacenamiento de la mantequilla) a través del hiperinsulinismo. En cambio, el pan integral, que provoca solamente una glicemia débil, no favorece el almacenamiento de los ácidos grasos de la mantequilla puesto que no hay excesiva secreción de insulina (hiperinsulinismo).

Con lo que queda demostrado que lo que provoca el aumento de peso no es la cantidad de energía contenida en los alimentos (casi idéntica en las dos clases de pan con mantequilla).

Es la naturaleza de los alimentos consumidos, es decir, su contenido nutricio, lo que producirá o no la sobrecarga ponderal.

Si no hay aumento de peso en el segundo caso, es porque el índice glicémico del pan es lo suficientemente bajo como para evitar el hiperinsulinismo, que es, aunque indirectamente, lo que en verdad desencadena el aumento de peso.

Pero al describir esta experiencia hemos tenido mucho cuidado en precisar que se trataba de un organismo en el que el páncreas no sufría de hiperinsulinismo.

¿Qué es lo que diferencia al delgado del gordo? Si uno de los dos engorda más (el obeso) comiendo lo mismo (glúcidos con índice glicémico elevado) es porque sufre un hiperinsulinismo. En él no hay adecuación entre el porcentaje de insulina segregado y la cantidad de glúcido ingerido.

PRIMERA EXPERIENCIA

consumo de 100 g de pan blanco y 30 g de mantequilla

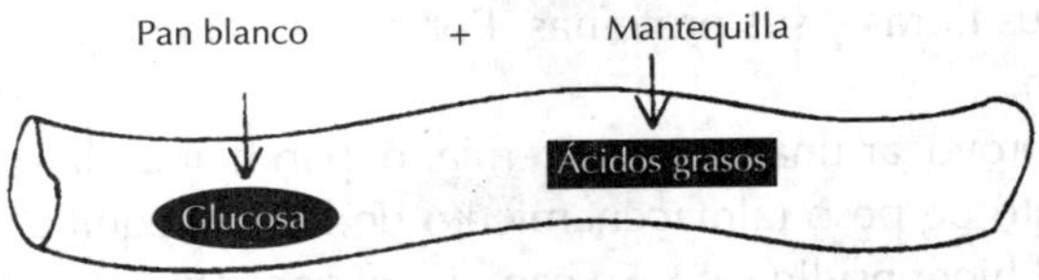

Fig. 1. Vaso sanguíneo; Pan blanco = glucosa: Mantequilla = ácidos grasos.

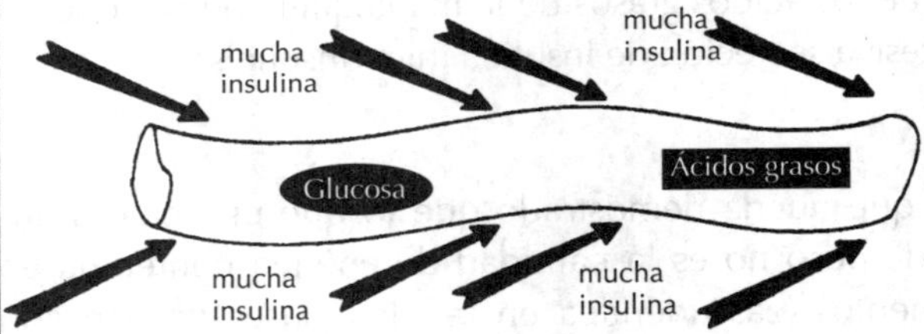

Fig. 2. La importante cantidad de glucosa contenida en la sangre desencadena una fuerte secreción de insulina y de ahí el hiperinsulinismo.

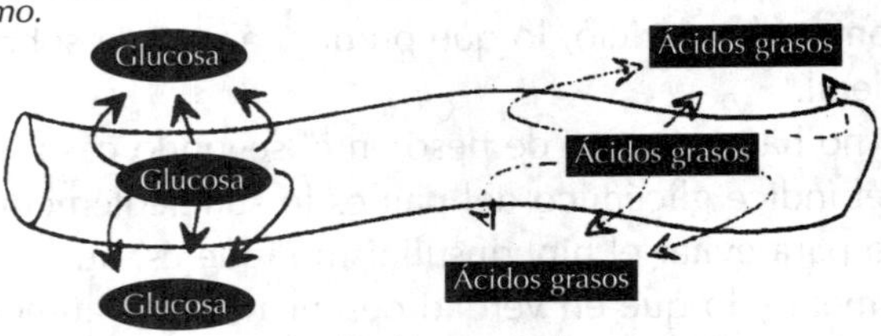

Fig. 3. La insulina expulsa la glucosa de la sangre pero su exceso (hiperinsulinismo) arrastrará consigo una parte importante de los ácidos grasos.

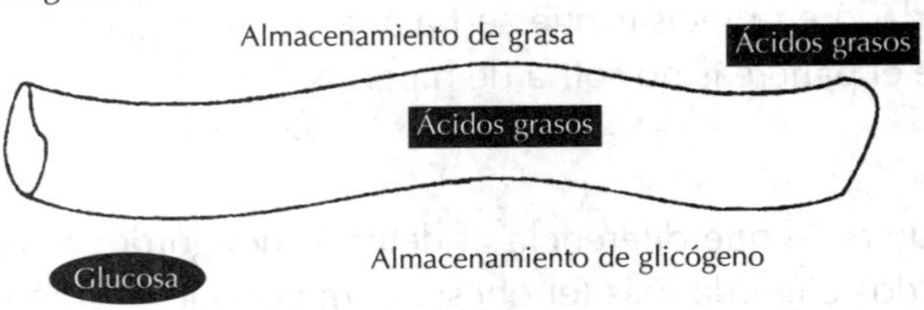

Fig. 4. La glucosa se almacena en forma de glicógeno. Los ácidos grasos se almacenan como grasas de reserva, lo que hace aumentar el peso.

SEGUNDA EXPERIENCIA

consumo de 100 g de pan integral y 30 g de mantequilla

Pan integral + Mantequilla

Ácidos grasos

Glucosa

Fig. 1. Vaso sanguíneo; Pan integral = glucosa: Mantequilla = ácidos grasos.

poca insulina

Glucosa

Ácidos grasos

poca insulina

Fig. 2. La débil presencia de glucosa desencadena la secreción de una cantidad de insulina muy débil.

Glucosa

Glucosa

Ácidos grasos

Glucosa

Fig. 3. La débil secreción de insulina permite expulsar la glucosa de la sangre, pero no es suficiente para arrastrar consigo los ácidos grasos.

Ácidos grasos

Almacenamiento de glicógeno

Glucosa

Fig. 4. La glucosa se almacena en forma de glicógeno. Los ácidos grasos no se almacenan en forma de reserva por lo que no se aumenta el peso.

En el otro no ocurre tal cosa, pero no tardará mucho en ocurrir si sigue consumiendo en exceso malos glúcidos.

A estas alturas ya podemos comprender perfectamente que la gordura, y con mayor razón la obesidad, no son más que la consecuencia indirecta de una alimentación con exceso de glúcidos de índice glicémico elevado (demasiado azúcar blanco, demasiadas harinas blancas, demasiadas patatas) asociado a un aporte de grasas.

El consumo excesivo de malos glúcidos se traducirá con toda seguridad en una hiperglicemia permanente, cuya consecuencia será un estímulo anormal del páncreas. Éste podrá resistir durante un cierto tiempo, pero al cabo de unos años de un tratamiento para cuya dureza no estaba preparado, comenzará a dar señales de debilidad. Por eso se gana peso con la edad, ya que la gordura es siempre proporcional al desarrollo del hiperinsulinismo.

La resultante glicémica de la comida

Algunos de mis detractores dejan entrever que el concepto de índice glicémico es teórico y subrayan que generalmente las comidas están formadas por muchos alimentos, entre los cuales los glúcidos sólo tienen un papel relativo. Pero, por otra parte, hay estudios que han demostrado que la noción de índice glicémico seguía siendo válido en el caso de una comida compleja. Es cierto que depende de la cantidad de glúcidos ingeridos, pero también de las proteínas y de las fibras que los acompañan. Por lo tanto, hay una verdadera resultante glicémica de la comida, cuyos estudios demuestran que sólo es ligeramente inferior a la que se produciría en caso de que el glúcido principal de la comida se hubiera consumido solo.

Pero, más allá de la noción de índice glicémico, lo que

hay que tener sobre todo en cuenta es la amplitud de la secreción de insulina. Se ha demostrado que la respuesta insulínica es siempre más fuerte (salvo con las judías blancas) cuando el glúcido es ingerido en una comida completa que cuando lo toma aisladamente un sujeto que padece de hiperinsulinismo, que es el caso del obeso (y del diabético no insulinodependiente).

Si de niño era usted gordo, es porque, sin duda por razones hereditarias, vino usted al mundo con un páncreas ya en mal estado. Los malos hábitos alimentarios que adoptó después (comiendo malos glúcidos) no han hecho más que agravar la situación.

Si las poblaciones occidentales se enfrentan actualmente a un serio problema de exceso de peso y de obesidad, es porque desde hace unos cincuenta años nuestros contemporáneos han adoptado una alimentación en la que los malos glúcidos ocupan un lugar demasiado importante.

En realidad, esta desviación de los hábitos alimentarios data de hace más de un siglo y medio. Efectivamente, a partir de la primera mitad del siglo XIX, se expandió ampliamente por los países occidentales un nuevo tipo de alimentos, todos hiperglicemiantes: el azúcar, la patata y las harinas blancas.

EL AZÚCAR

Hasta el siglo XVI, el azúcar era casi desconocido en el mundo occidental. A veces se consumía como una especia, cuya escasez lo convertía en un producto muy caro, sólo accesible a los más ricos.

El descubrimiento del Nuevo Mundo permitió un relativo desarrollo del cultivo de la caña de azúcar, pero su transporte y los gastos de refinado hicieron de él un producto de lujo, reservado a los privilegiados.

En 1780, el consumo era inferior a un kilo por habitante y año. En 1816, el descubrimiento del procedimiento para extraer azúcar de la remolacha convirtió progresivamente el azúcar en un producto de gran consumo al irse abaratando constantemente el precio.

En Francia, la estadística de consumo por año y por habitante es la siguiente:

— 1800: 0,6 kilos
— 1880: 8 kilos
— 1900: 17 kilos
— 1930: 30 kilos
— 1965: 40 kilos
— 1990: 35 kilos

Como sabemos, el azúcar es un glúcido de índice glicémico elevado (75); por lo tanto, su consumo ocasiona hiperglicemia y, como consecuencia, el estímulo excesivo del páncreas. Podemos afirmar, pues, que el descubrimiento del azúcar de remolacha trastornó considerablemente las costumbres alimentarias de nuestros contemporáneos, hasta el punto de que puede afirmarse que nunca en la historia de la humanidad se había efectuado un cambio de alimentación tan radical en un lapso tan corto.

Sin embargo, los franceses pueden sentirse contentos al comprobar que son los menores consumidores de azúcar del mundo occidental. Los ingleses consumen 49 kilos, los alemanes 52 kilos, y el récord mundial lo ostentan los norteamericanos, con un consumo de 63 kilos por año y por habitante.

LAS PATATAS

Algunos podrían creer que la patata pertenece al patrimonio alimenticio de la vieja Europa, pero esto no es cierto. Su cultivo comenzó a desarrollarse a principios del siglo XIX, después de que Permentier las propusiera como sustituto del trigo durante los períodos de hambre que precedieron a la Revolución Francesa.

Desde que se descubriera en Perú a mediados del siglo XVI, la patata solamente había servido para engordar cerdos. En aquel tiempo era conocida como el tubérculo para cerdos y era objeto de una gran desconfianza por pertenecer a la familia botánica de las solanáceas, la mayor parte de las cuales son especies venenosas.

Lo que hoy nos interesa es saber que la patata tiene uno de los índices glicémicos más elevados, puesto que cuando se cuece al horno, es superior al del azúcar.

La manera de cocerla es extremadamente importante, porque puede hacer que aparezca más o menos almidón resistente (no digerible). Cuando se hacen las patatas al horno o en forma de puré, la cantidad de almidón que resiste es débil y la mayoría se digiere.

Por otra parte, el interés alimenticio de la patata es muy mediocre porque, aparte de su excesivo efecto hiperglicemiante, tiene un contenido nutricio muy pequeño una vez cocida (8 mg/100 g de vitamina C y pocas fibras). Su contenido en vitaminas, minerales y oligoelementos es casi inexistente porque se sitúa en la piel y es por lo tanto eliminado al pelarlas. Y para colmo disminuye si se conservan durante mucho tiempo.

LAS HARINAS REFINADAS

El cernido de las harinas, es decir, su tamizado, ha existido siempre. Antiguamente se realizaba de manera burda, a mano, y, dado su elevado precio de coste (30% de materias eliminadas), su consumo estaba destinado a unos pocos privilegiados.

Como el pueblo solamente tenía derecho a consumir pan negro, la Revolución Francesa hizo del pan blanco una de las reivindicaciones simbólicas esenciales.

Pero hubo que esperar a 1870 y al descubrimiento del molino de cilindros para que bajara de manera sustancial el coste del refinado de la harina y se pudiera comenzar a ofrecer el pan blanco cotidiano a la gran mayoría.

Ahora bien, actualmente sabemos que una harina refinada carece de todas sus sustancias nutritivas: proteínas, ácidos grasos esenciales, vitaminas, sales minerales, oligoelementos y fibras.

Y sobre todo sabemos que el refinado de una harina de trigo hace pasar su índice glicémico de 35 a 70, lo que la convierte también en un alimento hiperglicemiante.

Quizá nuestros contemporáneos (excepto los norteamericanos) comen menos pan hoy en día que hace cien años, pero consumen más harinas blancas en forma de pastas blancas, bocadillos, pizzas, galletas y pastelería en general.

EL ARROZ BLANCO Y EL MAÍZ

Como todo el mundo sabe, el arroz blanco viene de Asia, donde los autóctonos lo comen generalmente con verduras, cuyo contenido en fibras, vitaminas, sales minerales y oligoelementos es muy elevado, cosa que rebaja en gran medida la resultante glicémica. El occidental, que ha inventado el refinado, lo come habitualmente con carne, es decir, con grasas saturadas.

Hay que precisar además que el arroz viscoso, auténticamente asiático, tiene (incluso cuando es blanco) un índice glicémico mucho más bajo que el arroz occidental (sobre todo el americano), cuyas especies han sido seleccionadas por su rendimiento. En todo caso se trata de un glúcido de índice glicémico elevado, introducido hace poco tiempo en nuestra alimentación moderada.

Lo mismo ocurre con el maíz, cuyas variedades consumidas en los países occidentales corresponden a semillas híbridas perfeccionadas en laboratorios, en el marco de investigaciones agronómicas centradas únicamente en el rendimiento.

El maíz de origen, el que servía de alimento a los indios de América, tiene un índice glicémico mucho más bajo (alrededor de 30). Se ha demostrado que la diferencia consiste en su mayor contenido en fibras solubles.

Esta tasa importante de fibras solubles no solamente daba una glicemia baja, sino que también permitía retener la humedad.

Ahora se comprende por qué, debido a la ausencia de fibras solubles, es necesario actualmente regar a ultranza los maíces modernos, con las consecuencias ecológicas —agotamiento de las capas freáticas—, que todos conocemos.

Si queremos comprender bien el fenómeno occidental de la gordura y de la obesidad, basta con constatar que la desviación de las costumbres alimenticias de nuestro mundo moderno se ha hecho a favor de alimentos hiperglicemiantes (azúcar, patatas, harinas, arroz blanco) y en detrimento de los glúcidos de índice glicémico bajo (verduras, lentejas, judías, habas, guisantes, cereales sin refinar, fruta...) que antiguamente constituían la base de la alimentación.

También se comprende por qué toda la investigación agronómica de estos últimos años, orientada únicamente hacia objetivos de productividad, se ha hecho en detrimento de la calidad nutritiva de los alimentos. En el caso de los cereales, por ejemplo, este empobrecimiento se ha traducido en una elevación de los índices glicémicos, con las consiguientes consecuencias metabólicas.

Cuando observamos los cuadros de los índices glicémicos (ver capítulo III), nos sorprendemos al comprobar que la alimentación moderna se sitúa en la columna de la izquierda (índices glicémicos elevados) y que la alimentación más tradicional se encuentra en la columna de la derecha.

La desviación de los hábitos alimentarios de nuestras sociedades occidentales corresponde al paso del consumo de los alimentos de la columna de la derecha a los de la columna de la izquierda y, por tanto, a la adopción de un modelo alimentario en el que dominan los glúcidos de índices glicémicos elevados.

Progresivamente, desde principios del siglo XIX, las poblaciones occidentales han introducido en su alimentación productos cada vez más hiperglicemiantes. Pero, a pesar de que el páncreas comenzaba a dar síntomas de debilidad, la obesidad era aún muy marginal. Esto tiene dos explicaciones.

En primer lugar, que la gente de aquella época comía muchas más legumbres y verduras que en la actualidad, lo que significaba una importante aportación de fibras. Como sabemos, las fibras hacen bajar la glicemia y limitan la secreción pancreática.

En segundo lugar, el índice glicémico de los cereales (incluso parcialmente refinados) era mucho más bajo, como hemos visto anteriormente, debido a los bajos rendimientos. Además, y sobre todo, porque la gente comía muy poca carne, puesto que no disponía de medios para conseguirla en mayor cantidad. Esto significa que el consumo de grasas era escaso.

Ahora bien, sabemos que para que se desencadene el aumento de peso, se necesita la confluencia de dos factores: por una parte, una alimentación hiperglicemiante que genere un hiperinsulinismo, y por otra parte, una alimentación rica en grasas.

Durante más de un siglo, la alimentación de nuestros contemporáneos sólo fue progresivamente hiperglicemiante, puesto que no había importantes aportes de grasas. Pero aunque el hiperinsulinismo no tenía los medios de manifestar sus consecuencias, no por eso dejaba de existir. Si en los países occidentales, después de la Segunda Guerra Mundial, la gordura se extendió rápidamente y la obesidad se manifestó de repente, es porque uno de sus factores desencadenantes (el consumo excesivo de grasas) apareció de golpe.

Con el aumento del nivel de vida, los países occidentales cambiaron rápidamente sus costumbres alimentarias, privilegiando el consumo de carne, y por lo tanto de grasas, pero también de malos glúcidos, como azúcares, harinas refinadas, patatas, arroz blanco sin lavar, maíces híbridos, etc., y menos verduras y leguminosas, es decir, menos fibras.

Estados Unidos es el mejor ejemplo en este sentido, puesto que es el país donde se consumen a la vez más cantidad de alimentos hiperglicemiantes y carne, y donde se comen menos verduras. Por lo tanto no tiene nada de sorprendente que posea el récord mundial en materia de obesidad.

A lo largo de los siglos se ha puesto siempre de relieve que las pocas personas gordas pertenecían al mundo de los privilegiados. Durante mucho tiempo se pensó que estaban gordas porque eran ricas y, por lo tanto, podían comer más que los otros.

En realidad, no comían más que la gente del pueblo, sólo que comían de manera diferente, puesto que poseían los medios para consumir azúcar y harinas refinadas, que eran alimentos escasos y caros.

Paradójicamente, en Estados Unidos, la mayor proporción de obesos se encuentra entre los pobres, y esto se debe a que la alimentación hiperglicémica, al igual que las carnes más grasas, se han convertido en lo más barato del mercado.

Como he dicho ya en varias ocasiones, este capítulo es muy importante para la comprensión de los principios del Método cuya explicación detallada damos más adelante.

Relea varias veces, lectora, hasta tener la seguridad de haber comprendido que es la naturaleza de los glúcidos la que inducirá o no al almacenaje de grasas. Para poder adelgazar y no volver a engordar nunca, es indispensable comprender por qué hemos engordado.

La esperanza que tiene usted de eliminar para siempre su gordura reside en el hecho de que el organismo es capaz de dar un giro de ciento ochenta grados en este aspecto. Todos los norteamericanos que van a Francia se sorprenden de perder peso comiendo la cocina tradicional de nuestro país. De la misma manera, los adolescentes franceses que van a pasar el verano en Estados Unidos regresan generalmente con redondeces suplementarias.

Esto significa que lo que nos conduce a ganar peso o a perderlo es el régimen alimentario elegido y que la responsabilidad no recae en la cantidad de comida, sino en la calidad.

Si come usted exclusivamente los glúcidos de la columna de la izquierda cuyos índices glicémicos son elevados, engordará. Si prefiere los glúcidos de la columna de la derecha, hay serias probabilidades de que comience usted a perder peso.

LOS INDIOS DE ARIZONA Y LOS ABORÍGENES DE AUSTRALIA REDESCUBREN LOS ÍNDICES GLICÉMICOS BAJOS

En 1945, con el *New-Deal,* el presidente Roosevelt abría las reservas de indios de Estados Unidos, dándoles así acceso a la perversa manera de alimentarse de los «rostros pálidos».

Quince años más tarde, este pueblo estaba asolado por la obesidad y la diabetes. Al cabo de unos años se propuso a los indios de Arizona que «regresaran» a su alimentación de origen, lo que ha permitido erradicar completamente estos dos azotes metabólicos.

De esta manera, ha podido hacerse la prueba experimental del hecho de que con una aportación idéntica (sobre todo presencia de grasas), solamente la elección exclusiva de glúcidos de índice glicémico bajo explicaba los resultados excepcionales obtenidos.

La misma clase de experiencia se realizó en Australia con aborígenes cuya existencia se salvó gracias a que regresaron a su alimentación tradicional.

Éste es el motivo de que el Método que propongo se base en la elección de alimentos. No es restrictivo, como ya sabemos, pero en cambio es selectivo. Al elegir los alimentos convenientes, sea cual sea la cantidad, podrá usted adelgazar de una manera eficaz y duradera. Todo eso sin dejar de comer con placer e incluso hasta de manera gastronómica.

Si al cabo de unos meses de una FASE I correctamente aplicada, el adelgazamiento parece aún modesto, o incluso insuficiente, habrá que buscar en otra parte las posibles causas de esta resistencia al adelgazamiento.

De entrada, descartaría el caso de las mujeres que tienen un peso muy próximo al ideal pero que, a pesar de su situación normal, se empeñan en querer adelgazar, así como el de las que confunden el exceso de peso con la celulitis.

Sin embargo, existen algunos factores de responsabilidad que deben tenerse en cuenta, como por ejemplo:

— Ciertos medicamentos que han demostrado tener una influencia negativa sobre el metabolismo, como es el caso de los tranquilizantes, los ansiolíticos, los antidepresivos, el litio, los betabloqueantes, la cortisona, o los reconstituyentes azucarados (ver capítulo VII de la segunda parte).
— El estrés (del que hablaremos más adelante). Puede que sea necesario corregirlo mediante un método de relajamiento para obtener un adelgazamiento correcto.
— Los trastornos hormonales que aparecen en la mujer antes o durante la menopausia, con o sin tratamiento médico (ver segunda parte).
— La bulimia, que requiere un tratamiento de conducta.

V

EL MÉTODO

Cuando miramos en la televisión la publicidad de los productos alimenticios, nos sorprende siempre el contraste de argumentos, según se trate de un alimento para animales o de un alimento para nosotros, pobres humanos.

Cuando el alimento anunciado se destina a nuestros amigos irracionales, el mensaje publicitario es bastante clásico. Primero entra en escena el criador, porque siempre se valora la referencia a un profesional. Después, un primer plano del animal, por ejemplo un perro, corriendo por el campo, para subrayar su gran vitalidad. Nunca se olvida el llamarnos luego la atención sobre la belleza del pelo y la vivacidad de la mirada, señales de una salud excelente.

Por último aparece el veterinario, quien nos explica que tan fabuloso aspecto del animal se debe a que su dueño lo alimenta con el producto X, cuya calidad él, el veterinario, ha podido comprobar personalmente. Y a continuación enumera todos los elementos indispensables para una buena alimentación —proteínas, vitaminas, sales minerales, oligoelementos y fibras— que se han incluido en el producto.

En cambio, si el spot publicitario pondera los méritos de un producto alimenticio que podría convenir al común de los mortales, el guión es completamente diferente. En este caso, el acento se pone casi exclusivamente en el precio, el envase o incluso las posibilidades de conservación.

Cuando el desafortunado ciclista llega con retraso y sus camaradas de excursión, manifiestamente egoístas, han vaciado la sopera, se lo tranquiliza diciéndole que con la bolsita de polvos cuya marca se recomienda solamente necesitará unos pocos segundos para hacer una sopa «como las de antes».

Un verdadero seudosustituto, por cuya composición nadie sueña siquiera preguntarse (glutamato de sodio, azúcares, almidón modificado y conservantes...) para comprobar la ausencia casi total de alimentos en él.

Cuando un publicitario elabora un mensaje, su profesionalidad le conduce invariablemente a mencionar temas para los que el público tiene particular receptividad y referirse a símbolos que forman parte del inconsciente del público.

Entonces, ¿a santo de qué tendría que mencionar el contenido nutricio de un alimento para ponderar sus méritos, si no sólo es un argumento que no interesa a nadie, sino del cual todo el mundo se burla?

Desde hace casi medio siglo, nuestra civilización ha ido olvidando progresivamente la importancia que podía tener el factor alimentario, no solamente para la salud, sino incluso para la supervivencia.

Como los dietistas solamente se han referido al aspecto energético de los alimentos, la industria alimentaria ha podido concentrarse exclusivamente en objetivos económicos, lo que ha permitido un formidable desarrollo en el plano tecnológico.

Las mentalidades se han transformado. La urbanización, la organización de la sociedad, el trabajo de las mujeres y el ocio han modificado progresivamente la relación de los individuos con el alimento.

Naturalmente, la situación extrema nos la ofrece el modelo norteamericano.

En ese país, el acto de alimentarse se reduce a satisfacer una necesidad fisiológica. Se come de la misma manera que se acude al baño, por obligación. En estas condiciones, no se ve la necesidad de gastar mucho dinero y ésta es la razón por la que se elige sobre todo pensando en el precio. El mercado del *fast food* ha respondido con la propuesta de una comida por 99 centavos. Menos de un dólar.

En Estados Unidos, la comida no se toma en cuenta en el marco de la organización del trabajo. Oficialmente no existe. Por eso, se come mientras se camina por la calle o en una esquina de la mesa del despacho, mientras se sigue trabajando. En cualquier caso, el alimento se limita al simple papel de matar el hambre. Por consiguiente, tiene que ser barato y también susceptible de ser engullido con la mayor rapidez posible.

A Dios gracias, en los países latinos, como Italia, España o Francia, se tiene otro concepto de la alimentación. Un auténtico español, por ejemplo, aprecia de manera muy diferente la comida. Alimentarse forma parte del ritual de la vida. Aunque represente un medio de supervivencia, es ante todo un motivo de satisfacción, porque comer se inscribe en una postura hedonista.

La tradición culinaria, e incluso gastronómica, no es solamente folklore, es un elemento fundamental de la cultura de nuestros países. Es un arte, con sus matices, sus peculiaridades y su especificidad geográfica. La cocina y los productos del terruño forman parte de un patrimonio que cada francés auténtico se encarga inconscientemente de transmitir.

Por este motivo, la hora de la comida es sagrada y se la prolonga todo lo necesario. En provincias, las oficinas, los almacenes y las administraciones cierran sus puertas; la mayor parte de las personas regresan a su casa para reunirse con su familia. Los demás se encuentran en las cafeterías o en los restaurantes. La comida es un acto importante de la vida y está estructurado como una verdadera institución.

El arte de vivir pasa infaliblemente por el arte, de comer. Por eso se le dedica tiempo y no se duda en gastar dinero en la comida.

La paradoja francesa

El 17 de noviembre de 1991, la más célebre emisión de la televisión norteamericana, *Sixty minutes,* dedicó veinte minutos a un reportaje titulado *The French paradox.*

En el reportaje se ponía en evidencia que los franceses, que pasan una gran parte de su tiempo sentados a la mesa, que comen un 30% más de grasas que los norteamericanos, que no hacen ejercicio y que beben diez veces más vino, tienen mucho mejor estado de salud que los norteamericanos.

Su curva de peso medio es la más baja de todas las de los países occidentales y su tasa de riesgo de mortalidad por enfermedades cardiovasculares es la más baja del mundo, después de Japón.

En realidad la emisión de la CBS no hacía más que dar

a conocer las observaciones recogidas por la Organización Mundial de la Salud en el marco de un estudio llamado *Monica.*

¿Cómo era posible que los franceses pudieran dividir por tres los riesgos cardiovasculares respecto a los norteamericanos cuando hacen lo contrario de lo que se recomienda en todas partes, en términos de prevención?

Los científicos, estupefactos, tenían que reconocer que habían encontrado numerosas explicaciones:

— los franceses se toman el tiempo para comer
— hacen tres comidas por día
— hacen comidas estructuradas (tres platos) y de composición variada
— comen más verduras, legumbres y frutos, y por lo tanto más fibras y vitaminas
— comen buenas grasas (aceite de oliva, de girasol, grasa de oca, de pato y pescados)
— beben vino, sobre todo tinto, y de manera regular.

Desde el lanzamiento del concepto de la «paradoja francesa», que significó un aumento del consumo de vino y de *«foie gras»* en Estados Unidos, los estudios se han ido ampliando y actualmente ponen de manifiesto que la manera ideal de alimentarse —y que, por tanto, debería tomarse como modelo— es la que estuvo siempre en vigor en la cuenca mediterránea y en la que siempre se inspiró la mayor parte del sur de Francia.

Así que, según estas observaciones internacionales, ¿deberíamos contentarnos con cantar victoria sin cambiar nada de nuestras costumbres alimentarias?

Ciertamente la situación francesa, como también la española y la italiana, son más bien satisfactorias si se las compara con la de los norteamericanos, que es dramática. Pero esto no significa que no se haya degradado considerablemente desde hace algún tiempo.

Porque efectivamente las estadísticas nos demuestran que el peso medio de los adolescentes ha aumentado de modo notable durante estos últimos años (más de un 15% en aproximadamente veinte años).

Por otra parte, *Le Quotidien du Médicin* dio a conocer, hace dos años, una encuesta llevada a cabo con los reclutas del ejército. En ella se demostraba que el 25% de los muchachos tenía una tasa de colesterol muy elevada, mientras que veinte años atrás sólo la tenían un 2%.

Con la nueva generación, ya no se podrá hablar de paradoja francesa. Y sólo por una razón: es la única que hasta ahora ha renegado de sus orígenes y cambiado completamente de costumbres alimentarias, adoptando sin reservas, bajo la presión de los mensajes publicitarios, el modelo norteamericano, cuyos máximos exponentes son la hamburguesa y la coca-cola.

Con los adultos, los hábitos alimentarios clásicos resisten mejor porque arraigan en las tradiciones. Sin embargo, sufren una lenta e innegable degradación como consecuencia de la modificación del estilo de vida, de la exagerada estandarización de la industria agroalimentaria y del impacto de los mensajes publicitarios.

Cuando analizamos los componentes de la moda alimentaria moderna, observamos que es de la misma naturaleza que su prima de Estados Unidos: es decir, hiperglicemiante. Los alimentos que dominan ahora en las comidas de nuestros contemporáneos son principalmente:

— **las harinas blancas**, en todas sus variedades (pan blanco, de Viena, emparedados, perros calientes, pizzas, galletas, pasteles, pastas blancas, cereales refinados...)
— **el azúcar**, en los sustitutos de los zumos de frutas y otros refrescos, y también en las diversas golosinas y sobre todo en los «mata-hambre» (Mars, Kinder...)
— **las patatas**, principalmente en sus formas más nocivas: fritas, chips o al gratén.
— **el arroz blanco occidental**, que produce una glicemia mucho más fuerte cuando se cuece en gran cantidad de agua, que acto seguido es cuidadosamente desechada.[1]

Antes se comían las verduras del huerto, aunque fuera en la sopa. De esta manera, el consumo correspondiente de fibra era de unos 30 g por persona y por día. Actualmente es de 17 g, cuando el consumo diario de fibras debería ser al menos de 30 o 40 g.

Una vez dicho esto, vayamos al grano. Como veremos de inmediato, el Método Montignac permite realizar una buena gestión del equilibrio ponderal. Sin embargo, no se centra únicamente en el adelgazamiento, sino que se propone otros objetivos:

— asegurar una prevención cardiovascular
— recuperar una máxima vitalidad
— reintegrar la alimentación en un contexto que no hubiera debido abandonar nunca, es decir el social y

1. Cuando se cuece el arroz en agua, se disuelven sus fibras solubles. Tirar el agua donde ha cocido, como se hace en los países occidentales, es lo mismo que deshacerse de las fibras y, por lo tanto, aumentar su índice glicémico. Por eso los asiáticos, con su gran sabiduría, cuecen el arroz en la cantidad de agua reducida, de manera que no tengan que tirarla y conservar de esta manera las fibras.

gastronómico. Comer tiene que seguir siendo un placer compartido.

El método que propongo es simple. Consiste, ante todo, en centrar de nuevo nuestros hábitos alimentarios en relación al concepto general de los índices glicémicos.

Como hemos expuesto en el capítulo anterior, si se tiene tendencia a engordar es porque el páncreas está en mal estado y segrega una cantidad excesiva de insulina.

Toda la estrategia alimentaria que pondremos en práctica consistirá, pues, en evitar, por una parte, los alimentos de índice glicémico elevado y, por otra parte, en elegir todos los que tengan índices glicémicos bajos, así como en seleccionar bien las grasas.

Una vez más, pongo en guardia a las lectoras: es absolutamente indispensable leer y comprender los capítulos precedentes para sacar provecho de los principios del Método.

Muchas habrán observado que se les deformaba la silueta a causa de una sucesión de regímenes hipocalóricos muy restrictivos y limitados en el tiempo.

Siguiendo un régimen hipocalórico, se recuperan todos los kilos perdidos en cuanto se empieza de nuevo a comer como antes, o incluso se ganan más, como ya hemos visto, debido a las frustraciones que ha tenido que sufrir el organismo.

Con el método que propongo, no se trata de adoptar una manera marginal de alimentarse durante un corto período para volver a continuación a las antiguas costumbres.

Aunque no hay restricciones en términos de cantidad, nos veremos inducidos a adoptar nuevos principios, muchos aspectos de los cuales conservaremos siempre.

Los kilos superfluos que tanto molestan, provienen de los malos hábitos alimentarios, y sobre todo del consumo excesivo de malos glúcidos y malas grasas. El nuevo sistema de alimentación que adoptará usted será mucho más variado, más armonioso y sobre todo más equilibrado. Por lo tanto, cuando haya conseguido los resultados apetecidos, no habrá ninguna razón que la haga volver a la alimentación desordenada y dañina de antes.

El hecho de pasar de los alimentos de la columna de la izquierda a los de la columna de la derecha del cuadro de los índices glicémicos, debería ser suficiente para obtener una pérdida sustancial de peso. En este caso se necesitará tiempo, probablemente varios meses. Para ir más deprisa y sobre todo para permitir que el páncreas «recobre la salud», se podrán tomar unas medidas más selectivas en un primer tiempo. Por lo tanto, dividiremos el método en dos fases:

— la FASE I, que es el período de pérdida de peso rápido y de renovación en términos de vitalidad
— la FASE II, que es el período de mantenimiento y que se prolongará indefinidamente.

LA FASE I

Según los individuos y los objetivos durará de uno a varios meses, el tiempo necesario para cambiar las costumbres alimentarias, abandonar las malas y adoptar las buenas (elección de los «buenos» glúcidos y de las «buenas» grasas). El organismo se «desintoxicará» en cierta manera y algunas funciones metabólicas (secreción pancreática) serán poco solicitadas con el fin de normalizarlas.

Esta fase es fácil de soportar porque no comporta ninguna restricción en términos de cantidad. Para los «abonados» a los regímenes bajos en calorías, será incluso un motivo de alegría el poder por fin adelgazar y volver a comer.

Pero en cambio, esta FASE I es selectiva, por lo que determinados alimentos quedarán excluidos (malos glúcidos) o se los consumirán de determinada manera en un momento dado del día.

Esta fase es fácil de poner en práctica incluso, y sobre todo, si se come fuera de casa.

Las comidas serán variadas y la alimentación equilibrada, rica en proteínas, fibras, vitaminas, sales minerales y oligoelementos. De una manera general, la FASE I no provoca ninguna frustración, porque el individuo que come según su apetito evita el riesgo de una crisis bulímica compensadora. Es feliz al comprobar, día a día, los beneficios de su nueva manera de alimentarse.

Pero antes de entrar en los detalles en esta FASE I, es necesario pasar revista a algunos puntos generales, pero también fundamentales.

Tres comidas por día

La regla que consiste en respetar las tres comidas diarias podría parecer demasiado simple como para mencionarla. Sin embargo, tiene una gran importancia. En todo caso significa que no hay que saltarse nunca una comida y naturalmente que hay que evitar picotear a la norteamericana.

Generalmente, quienes se atreven a saltarse comidas y, sobre todo las del mediodía, son quienes tienen miedo a engordar.

¿Vienes a comer?, le dice una secretaria a su compañera de oficina. *No,* responde esta última, *esta noche ceno con unos amigos, y como comprenderás, me preparo, porque mi línea...*

Ésta es la ilustración de un error colosal, que se comete diariamente. Recuerden lo que se ha dicho en el capítulo concerniente a los regímenes hipocalóricos: ¡la mejor manera de engordar es privarse de comer!

Si se salta usted una comida, su organismo se encuentra en estado de carencia, enloquece, se pone a la defensiva y en la comida siguiente aprovecha para hacer reservas deliberadamente. Y las reservas serán sustanciales, porque una cena con amigos es siempre generosa.

La jerarquía de las tres comidas

Cuando nos levantamos por la mañana, el estómago está teóricamente vacío desde hace al menos ocho o nueve horas.

El desayuno, puesto que es la primera comida del día, debería ser pues la más copiosa. Y esto es lo que ocurría antes. Actualmente, es la que más descuidamos. Para muchos, se limita a una simple taza de café o de té, bebido en ayunas sin la menor aportación de alimento sólido.

Esta práctica es naturalmente catastrófica para el metabolismo. Algunos objetan: *Pero, por la mañana, aparte de que no tenemos tiempo, el problema es que tampoco tenemos hambre.*

La respuesta es sencilla. Si usted no tiene hambre por la mañana, es porque come demasiado por la noche. Es un círculo vicioso.

En cierta manera, hay que romper este círculo, aligerando considerablemente (o incluso suprimiendo) un día la cena (aunque parezca contradictorio con lo que hemos dicho en el párrafo anterior, pero el problema es diferente).

La comida debe ser normal, o al menos lo suficientemente copiosa como para permitir reparar las energías gastadas desde el desayuno.

En cuanto a la cena, debería ser lo más ligera posible. Y en todo caso, lo más alejada de la hora de dormir. Porque por la noche, el organismo reconstituye sus reservas, es decir que un mismo alimento comido por la noche engorda más que si hubiera sido consumido por la mañana o a mediodía.

Volveremos sucesivamente sobre estas tres etapas nutricias del día, precisando cada vez lo que conviene hacer o lo que debe evitarse para acercarnos a una nutrición ideal.

Ya ha comprendido usted que, desgraciadamente, la mayor parte de nuestros contemporáneos hace exactamente lo contrario.

En realidad, las condiciones de la vida moderna nos han llevado a jerarquizar nuestras tres comidas de manera inversa a lo que conviene hacer:

— el desayuno es nulo, o lo más ligero posible
— la comida es normal, y con mucha frecuencia ligera
— la cena es siempre demasiado importante.

Los argumentos expuestos para explicar esta lamentable práctica son que:

— por la mañana no se tiene hambre ni se tiene tiempo (como ya hemos visto)
— a mediodía, lo prioritario es el trabajo, salvo las comidas de negocios
— la noche es el único momento de tranquilidad en el que toda la familia se encuentra reunida, y la ocasión de sentarse a la mesa ante una buena comida es aún más apreciada porque se tiene hambre.

Una periodista de televisión a la que preguntaron cómo se las había arreglado para aceptar salir en las emisiones de primeras horas de la mañana, lo que implicaba tener que levantarse a las cuatro de la madrugada, contestó: «Simplemente he tenido que cambiar de costumbres». Como ya he dicho anteriormente, ésta es la única cosa que invitaré a hacer.

Miles de personas como usted ya lo han hecho antes, por lo tanto no hay ninguna razón que le impida a usted conseguirlo. De todas maneras, lo logrará si lo desea realmente, porque el éxito dependerá de su determinación.

EL DESAYUNO

Como ya hemos indicado, debe ser copioso. Como es la primera etapa de lo que será su nueva vitalidad, conviene dedicarle el tiempo necesario.

Levántese un cuarto de hora o veinte minutos antes. No le resultará difícil porque su sueño habrá mejorado sensiblemente al poner en práctica nuestras recomendaciones, sobre todo las concernientes a la cena.

1. Primero las vitaminas

Como para muchas lectoras la cuota de vitaminas está muy próxima al punto de alerta, mientras que para las demás no es sino un viejo recuerdo, será necesario reconstituir sus existencias.

Debe usted saber que la ausencia o al menos la insuficiencia de vitaminas tiene una responsabilidad enorme en la fatiga. Sobre todo en el caso de las vitaminas del grupo B y de la vitamina C. Algunos pensarán que, en este caso, basta con ir a buscarlas donde se encuentran, es decir, en las farmacias.

Si es necesario, lo haremos, pero solamente si no hay una solución natural, y esto por diferentes razones.

Primero, por una cuestión de principios. Si nos contentamos con aceptar la idea según la cual la alimentación moderna está desprovista de nutrientes esenciales y que basta con recurrir a los productos de síntesis de la industria farmacéutica para restablecer el equilibrio, no contribuiremos a resolver el problema dramático de nuestra época en la que la industria agroalimentaria no se preocupa en absoluto del contenido nutritivo de sus productos.

Si mañana el aire está contaminado hasta el punto de ser irrespirable, probablemente lo más sencillo será aconsejar a la gente que se ponga una máscara o invitarla a comprar regularmente dosis de oxígeno, como se hace ya en Japón.

Sin embargo, sería más sencillo suprimir la contaminación, pero por una parte esto es demasiado ecologista y, por otra parte, numerosos mercados potenciales podrían quedar estúpidamente fuera del alcance de los contaminadores más perversos, lo que sería una pena.

En fin, sea cual sea la dosis, las vitaminas sintéticas se asimilan peor que las que se encuentran en los alimentos en estado natural, porque en los productos naturales hay otras sustancias todavía no muy bien conocidas que sirven para potenciar su absorción.

Para obtener la dosis diaria de vitamina B basta con consumir levadura de cerveza en polvo, que es un producto completamente natural. Se encuentra en muchos sitios: en las farmacias, herbolarios o tiendas naturistas. Habrá que hacer una cura con esta levadura al menos durante toda la FASE I, y después cada dos meses.

Como ya hemos dicho, esta dosis importante de vitamina B no solamente contribuirá a disminuir el cansancio, sino que, a muy corto plazo, sus efectos deberían notarse en la dureza de las uñas y la belleza del cabello. Además, contiene cromo, que contribuye a corregir el hiperinsulinismo.

2. Frutas y vitamina C

El desayuno puede comenzar ingiriendo zumo de fruta fresca como pomelo, limón o naranja. También se puede comenzar comiendo una fruta. La más indicada es el kiwi, porque contiene cinco veces más vitamina C que la naranja, con un volumen más reducido.

Si se trata de una fruta exprimida, hay que consumir el zumo en cuanto esté preparado, porque las vitaminas se destruyen con mucha rapidez. Beber zumos de fruta comercializados es una tontería, aunque se trate de «pura fruta», porque ya hace tiempo que no contienen ninguna o casi ninguna vitamina.

Por otra parte, es importante recordar que, sea cual fuere la fruta elegida para el desayuno, hay que tomarla antes que las demás cosas, es decir, cuando se está en ayunas.

La fruta, a pesar de lo que diga la tradición, no debe tomarse nunca al final de las comidas, porque es un alimento cuyo proceso digestivo es muy corto (dura aproximadamente un cuarto de hora). Cuando se come una fruta, pasa por el estómago pero no se queda en él, porque no tiene nada que hacer allí. Por eso llega rápidamente al intestino delgado, donde es digerida y absorbida. Si se come la fruta al final de la comida, cae en un estómago con el píloro cerrado a consecuencia de la ingestión de alimentos (pescado, carne, grasas...) cuya digestión necesita dos o tres horas.

Allí la fruta quedará prisionera en un medio cálido y húmedo que la hará fermentar, perturbando el proceso digestivo de los otros alimentos y perdiendo al mismo tiempo lo esencial de sus vitaminas.

Debido a esto, no solamente hay que perder la costumbre de comer fruta al final de las comidas, sino que es menester comenzar con ella, a la hora del desayuno.

Incluso recomendamos esperar un cuarto de hora o veinte minutos después de la ingestión de la fruta, de manera que le permitamos llegar al intestino delgado e impedir así que corra el peligro de ser bloqueada en el estómago por la ingestión de otro alimento.

En lo que se refiere a la fruta cocida, la restricción no es la misma, porque no corre el riesgo de fermentar. Aquí tendremos que mostrar mucha más tolerancia, sobre todo en lo que concierne a la mermelada sin azúcar, que es mucho menos rica en vitamina C.

LAS DIFERENTES FÓRMULAS DE DESAYUNOS

Evidentemente, el objetivo principal de la FASE I es perder los kilos que se tienen de más. Pero otro de los fines perseguidos es darle al páncreas la oportunidad de conseguir de nuevo un funcionamiento correcto. Como hemos visto en los capítulos precedentes, se lo ha forzado anormalmente a producir insulina debido al consumo excesivo de alimentos hiperglicemiantes.

Se ha demostrado que un desayuno compuesto de pan blanco, azúcar, miel o confitura era lo que originaba el cansancio repentino (desfallecimiento) que nota mucha gente al final de la mañana. El pobre páncreas, que ha sido maltratado durante tantos años, necesita recuperar la salud a toda costa para perder su hipersensibilidad, responsable de sus tendencias hiperinsulínicas. Así que le exigiremos menos esfuerzos durante algún tiempo, para que recupere el funcionamiento normal. Todas las fórmulas de desayuno que proponemos respetarán este principio.

1. El desayuno glucínico

Es el que debe tomarse con más frecuencia y sobre todo cuando se está en casa. Estará compuesto sin restricciones en cuanto a cantidad, por todos o algunos de los alimentos siguientes:

Buenos glúcidos:
- pan integral

• cereales completos sin azúcar
• mermelada de frutas sin azúcar.

Productos lácteos:
• queso blanco con 0% de materia grasa o yogur desnatado.

Bebidas:
• leche descremada
• café descafeinado
• té ligero
• achicoria
• zumo de soja.

En este desayuno quedan excluidas todas las grasas (mantequilla, margarina) o los productos lácteos enteros.

a. Los buenos glúcidos

El pan integral

Como le desaconsejaremos el consumo de pan (salvo excepción) durante las otras dos comidas, es preferible que, para lograr el buen equilibrio alimentario, lo consuma sin restricción durante el desayuno.

Sí, puede comer pan, pero no cualquier clase de pan. Ante todo, tiene que ser pan integral, es decir, fabricado con todos los componentes del grano de trigo. No hay que confundirlo con el pan completo, cuyo nombre es ambiguo, puesto que la harina con que se fabrica no es tan «completa» como se pretende. Tiene la mayor parte de los componentes del grano de trigo, pero a pesar de todo algunos han sido eliminados y es difícil saber en qué proporción.

Algunos panaderos añaden incluso harina blanca, ya sea para darle mejor aspecto, ya sea para facilitar la fabricación. Así que es difícil encontrar un pan completo, hecho exclusivamente con harina completa.

En cuanto al pan de salvado, es simplemente un pan hecho a base de harina blanca en la que el panadero añade salvado.[2]

¿En qué proporción? Ése es el problema, precisamente porque el profesional se siente tentado a no poner mucho. No porque cueste caro, sino porque la mezcla se hace pronto difícil de manejar. Un pan de salvado que contenga al menos un 20% de esta sustancia puede convenir, pero aunque tenga las fibras necesarias para hacer bajar la glicemia le faltará siempre la integridad de las vitaminas y de las sales minerales.

Si no encuentra un verdadero pan integral en su panadería, cosa que no sería sorprendente porque aún escasea, lo mejor es comprarlo por correspondencia. Se vende tostado, lo que permite conservarlo durante varios meses. Su precio, muy por debajo de lo normal, es muy competitivo porque es un pan hecho con levadura y con harinas biológicas.

¿Qué pondremos sobre este pan integral?

Son posibles varias opciones en función de los gustos de cada uno. Se puede poner queso fresco con 0% de materias grasas, mermelada sin azúcar, o una mezcla de las dos cosas.

La mermelada sin azúcar no tiene nada que ver con la confitura baja en azúcar, de la que hay que desconfiar porque, en el mejor de los casos, sólo está rebajada en un 10 o un 15% de azúcar. Es decir que, en lugar de tener un 55%, sólo tiene un 45%.

2. Concretemos que el salvado debe ser imprescindiblemente de origen biológico, lo que no es fácil de encontrar. El salvado ordinario es un concentrado de pesticidas, insecticidas y herbicidas.

En cuanto a la mermelada sin azúcar, contiene el 100% de fruta (cocida naturalmente en zumo de fruta), 0% de azúcar y pectina (fibra soluble). También se puede comprar por correspondencia o en las tiendas especializadas.

Pero, cuidado, si se elige la opción del queso fresco, con o sin mermelada, es absolutamente necesario que el queso tenga 0% de materia grasa.

Los cereales

En el lenguaje corriente, los cereales del desayuno, sobre todo los que les damos a los niños, están formados por copos de maíz, *corn-flakes* y arroz hinchado.

Por si hubiéramos olvidado su noble origen norteamericano, recordemos que estos productos se presentan abundantemente azucarados y caramelizados, cuando no han sido bañados en miel o en chocolate. Naturalmente están absolutamente proscritos en esta fase de adelgazamiento.

Los cereales que recomendamos, y que se presentan en forma de copos, son naturalmente cereales completos, producidos en cultivos biológicos. No tienen ningún añadido de azúcar ni de otro caramelo.

Los mueslis, que contienen nueces, avellanas, almendras y pasas, pueden tomarse si sólo se necesita perder unos kilos. Para los que necesitan perder muchos (más de diez), es preferible esperar a la FASE II y hacer todo lo posible para librarse del sobrepeso lo más rápidamente posible.

Los copos de cereales y los mueslis pueden mezclarse con queso blanco con 0% de materias grasas, yogur o incluso leche fría o caliente (naturalmente descremada).

Para que sean digestibles, los copos de cereales deberán masticarse lentamente después de impregnarlos bien de saliva. Lo ideal es preparar una papilla de cereales con un aparato adecuado. Porque cuando los granos están recién aplastados o molidos es cuando se puede sacar de ellos el máximo de vitaminas.

También es posible hacer un desayuno solamente de fruta, por ejemplo, si se encuentra usted de vacaciones en un país exótico. Pero hay que añadirle al menos un producto lácteo descremado para obtener el suficiente aporte de proteínas y de calcio.

b. Las bebidas

De la misma manera que es necesario comer a la hora del desayuno, es importante beber mucho. Porque hay que hidratar de nuevo el organismo al despertarse.

El café

Lo mejor es desacostumbrarse de tomarlo (al menos en la FASE I), porque en algunas personas sensibles la cafeína puede estimular la secreción de insulina cuando el páncreas está en mal estado. Por otra parte, algunos autores le atribuyen la propiedad de hacer fundir las grasas.

Se han dicho muchas cosas sobre el café y a veces cosas contradictorias. Aprovechemos la ocasión para examinar algunos de sus aspectos.

Es verdad que antiguamente el proceso industrial de descafeinización era más tóxico que la cafeína. Pero esto ya no ocurre. Por lo tanto, se puede beber, sin abusar, café descafeinado, y con mayor razón ahora que es muy bueno y que puede encontrarse en los bares. Así pues, para el desayuno puede recomendarse el descafeinado, o mejor aún, una mezcla de descafeinado y achicoria. Si le gusta a usted el café con leche y lo soporta bien, no tiene por qué privarse de él.

Decir que es un veneno es una afirmación gratuita, lo que no significa que no deba desaconsejarse a determinadas personas. Todo es cuestión de sensibilidad individual. A veces, la causa de una mala digestión de la leche —y, sobre todo, de la mezcla de café con leche, en la que el café modifica la estructura de la leche—, es una diferencia enzimática.

El té

Aunque contenga un poco de cafeína, se lo puede tomar tal cual, a condición de que no permanezca demasiado tiempo en infusión.

El té tiene virtudes diuréticas interesantes y algunos asiáticos afirman que determinados tés chinos contribuyen al adelgazamiento, pero esto no ha sido científicamente demostrado.

La leche

Es mejor elegirla descremada, porque la leche entera no es muy fácil de digerir para un adulto y, además, es demasiado rica en grasas saturadas nocivas.

Por otra parte, es preferible utilizarla en polvo, porque puede obtenerse una mayor untuosidad al utilizar un menor volumen de agua.

Los edulcorantes

Ha quedado claro que el azúcar blanco refinado debe ser desterrado para siempre, sobre todo del desayuno.

Pero detrás del azúcar está el gusto azucarado, y es precisamente de éste del que es necesario irse desacostumbrando progresivamente.

Conviene, pues, si no desintoxicarse, sí al menos desacostumbrarse al azúcar. Alguien dijo un día: *«El azúcar es lo que le da mal gusto al café cuando falta.»*

Y sin embargo, los que han dejado de poner azúcar al café, no volverían atrás por nada del mundo.

Para disminuir el consumo de azúcar se podrán utilizar edulcorantes sintéticos como el aspartamo. Se han dicho muchas cosas sobre el aspartamo y hay una amplia controversia al respecto.

Como lo que se ventila económicamente con este producto es considerable, sus detractores (los azucareros) y sus partidarios (los laboratorios que lo fabrican) han rivalizado en estudios que intentaban demostrar que era nocivo o, al contrario, que era inocuo. El aspartamo ha salido más bien vencedor de la contienda.

Aunque se ha probado que no es tóxico, nada demuestra que no llegue a serlo después de un consumo prolongado a lo largo de varios años. En realidad es el mismo problema que tenemos con todos los aditivos químicos de los alimentos. ¿Quién puede predecir cuáles serán sus efectos a largo plazo sobre el organismo?

Nuestra recomendación es, pues, la de usarlo (si es necesario) con gran prudencia. Debería servir únicamente para atravesar la etapa de transición y ser progresivamente, si no abandonado, al menos utilizado en contadas ocasiones.

Recientes estudios, tanto franceses como norteamericanos, tienden a demostrar que aunque el aspartamo no es tóxico en sí mismo tiene tendencia, a largo plazo, a desestabilizar el metabolismo, perturbando la glicemia en la comida siguiente.

Tomado durante las comidas, no modifica la glicemia y por lo tanto no hay riesgo de secreción de insulina. En cambio, si la comida siguiente contiene glúcidos, la curva de glicemia correría el riesgo de aumentar anormalmente, incluso con un glúcido de índice glicémico bajo.

En la FASE I, el riesgo sería limitado porque las comidas son prótido-lipídicas o prótido-glucídicas.

En la FASE II, el peligro sería quizá mayor, pero ya volveremos sobre esto. Ésta es una razón suplementaria para aprovechar la FASE I para librarnos del gusto azucarado. En cuanto a la fructosa, cuyos méritos tanto se han alabado porque no es cancerígena y por su bajo índice glicémico, se recomienda sobre todo en la fabricación de postres. Sin embargo, se la ha acusado de favorecer el aumento de los triglicéridos. En realidad, esto solamente es cierto en el caso de los que tienen serios problemas en este aspecto y que consuman más de 100 g por día, lo que es una enormidad.

Puesto que los principios del Método (como veremos más adelante) producen un descenso muy sustancial de los triglicéridos, se podrá utilizar la fructosa de manera razonable en la confección de pasteles.

DESAYUNO GLUCÍDICO		
RECOMENDADO	TOLERADO	PROHIBIDO
Zumo de fruta fresca Una fruta (comida 15′ antes) Pan integral Cereales enteros sin azúcar Mermelada sin azúcar Queso fresco al 0% Yogures al 0% Leche descremada en polvo Café descafeinado Achicoria	Pan integral Pan de salvado Muesli Wasa fibras Pan negro alemán Pan tostado sueco Cereales sin azúcar Compota sin azúcar Leche descremada líquida Té Café + achicoria	Pan blanco Biscotes Cruasán Brioche Bollo de leche Bollo de chocolate Magdalenas Confitura Miel Queso fresco entero Yogur entero Leche entera o semi-descremada Café normal Chocolate

2. Desayuno prótido-lípido salado

Es otra variante del desayuno, que consiste en comer carne, embutidos, huevos, queso, etc. En cierta manera es el desayuno anglosajón, pero con algunas diferencias importantes, porque, por ejemplo, excluye totalmente la presencia de glúcidos, incluidos los buenos (nada de pan).

DESAYUNO PRÓTIDO-LIPÍDICO		
RECOMENDADO	TOLERADO	PROHIBIDO
Huevos revueltos Huevos duros Huevos al plato Tortilla Beicon Salchichas Jamón del país Jamón cocido Quesos	Zumo de fruta (bebido 15′ antes)	Pan blanco Pan integral Biscotes Cruasán Bollo de leche Bollo de chocolate Magdalenas Confitura Miel Cereales
Leche descremada o semidescremada Achicoria	Leche entera Café + achicoria Té	Café normal Chocolate Fruta

Aviso importante: como este desayuno contiene una cantidad importante de grasas saturadas, los que sufran de hipercolesterolemia deberán renunciar a él.

Si se deciden por éste, es mejor hacer una cena sin lípidos, basada en buenos glúcidos y tomar la fruta en la merienda.

Ésta es la clase de desayuno que puede encontrarse más fácilmente en los hoteles, porque el tradicional bufet de la mañana abre generalmente un amplio abanico de posibilidades. En lo que concierne a las bebidas, las recomendaciones son exactamente las mismas que se han hecho para la fórmula glucídica.

DESAYUNO DE FRUTAS		
RECOMENDADO	TOLERADO	PROHIBIDO
Naranja	Uva	Plátano
Mandarina	Cerezas	Ensalada de frutas en conserva
Pomelo	Avellanas	Fruta confitada
Kiwi	Ciruelas	
Manzana	Dátiles	
Pera	Frutos secos	
Mango		
Fresas		
Frambuesas		
Moras		
Higo		
Albaricoque		
Nectarina		
Ciruela		

A esta clase de desayuno se le debe añadir un producto lácteo descremado (leche, queso fresco, yogur).

EL TENTEMPIÉ

Si acostumbra usted a picar algo al final de la mañana, probablemente tenga un poco de hipoglicemia. Al poner en práctica las recomendaciones de este libro, que le harán consumir un desayuno menos hipoglicemiante, debería comprobar rápidamente cómo desaparece la necesidad de llenar la sensación de vacío de las once.

Sin embargo, en el caso de que usted desee continuar comiendo algo durante una pausa, que puede ser un hábito profesional, aprovéchelo para comer una fruta. Por ejemplo una manzana, a menos que prefiera comer unas almendras, nueces o avellanas (que son muy ricas en vitaminas) o incluso pan integral.

También puede decidirse por un trozo de queso (poco graso si es posible). Existen quesos en porciones individuales que pueden transportarse fácilmente, sin que se desprendan olores desagradables. O tal vez prefiera un huevo duro.

La comida

También la comida deberá respetar uno de los objetivos fundamentales perseguidos en la FASE I, que es el de no hacer trabajar demasiado al páncreas.

Al igual que para el desayuno, no hay límite de cantidad. Pero deberá ser suficiente para procurar una sensación de saciedad.

Se compondrá en general de:

— un entrante
— un plato principal acompañado de un glúcido muy bueno (de índice glicémico muy bajo, como por ejemplo hortalizas)
— un queso o un yogur.

No debe consumirse pan.

1. Los entrantes

Pueden ser verduras crudas, carnes, pescados, huevos, moluscos o crustáceos.

a. Las verduras crudas

Éste es indudablemente el entrante que debemos preferir. Contienen generalmente una cantidad importante de fibras que aseguran una buena repleción del estómago.

Por otra parte contienen sales minerales y vitaminas, que se asimilan mucho más fácilmente, puesto que se consumen crudas. Entre ellas recomendamos:

— tomate
— pepino
— apio
— champiñones
— judías verdes
— puerros
— palmitos
— col (blanca o lombarda)
— coliflor
— aguacate
— brécol
— alcachofas
— pepinillos
— rábanos.

Y también todas las ensaladas:

— lechuga
— endivias
— milamores
— cardillo
— escarola
— berro.

Las verduras crudas pueden sazonarse con una vinagreta normal, es decir, de aceite, vinagre, sal y pimienta y eventualmente un poco de mostaza.

Siempre que sea posible, hay que darle prioridad al aceite de oliva, que garantiza una buena prevención de las enfermedades cardiovasculares.

La raíz de apio puede prepararse con una salsa mayonesa con mostaza. Al pepino se le puede añadir también un poco de crema fresca ligera o, muchísimo mejor aún, queso fresco con 0% de materias grasas.

Naturalmente, habrá que rechazar las mayonesas y las vinagretas envasadas, puesto que llevan azúcar y otros aditivos indeseables como el almidón y diversas harinas sospechosas.

Entre las verduras crudas que se encuentran normalmente en los restaurantes y en las cafeterías, hay algunas que debemos olvidar durante la FASE I. Son las siguientes:

— zanahorias
— patatas
— maíz
— cuscús *(taboulé)*
— lentejas (podrán comerse en la FASE II)
— judías secas (podrán comerse en la FASE II).

En las ensaladas podrán aceptarse las nueces, las avellanas y los piñones.

En cambio deben rechazarse categóricamente los tostones de pan.

b. Los pescados

Use y abuse del pescado cada vez que se le presente la ocasión. Como habrá comprendido, cuanto más graso sea el pescado (sardina, arenque, caballa, salmón), más contribuye a hacer bajar el colesterol, los triglicéridos y a proteger las arterias.

No se prive pues del salmón, sobre todo si está marinado al eneldo en aceite de oliva *(carpaccio)*. Es el entrante ideal para una comida en el restaurante.

Recordemos la mayoría de los pescados o crustáceos que pueden ser también un buen entrante:

— sardinas (asadas o en aceite de oliva si es posible)
— caballas
— arenques (evitando naturalmente las indeseables patatas)
— anchoas
— atún
— camarones
— vieiras
— gambas
— langosta y bogavante
— cangrejo de mar
— caviar y todos sus sustitutos
— todos los demás mariscos.

En la FASE I deberán evitarse los langostinos y las ostras, que contienen algo de glúcidos, sobre todo si el número de kilos que deben perderse es importante. En la FASE II podrán consumirse sin reservas.

Es evidente que todas las terrinas hechas a base de pescado serán bienvenidas, a condición de que sean «caseras», es decir, que no hayan sido fabricadas industrialmente, lo que desgraciadamente se da cada vez con más frecuencia.

Cuando son fabricadas en el circuito de la industria alimentaria, las terrinas, al igual que todos los platos preparados, contienen numerosos aditivos: espesantes a base de harina, de fécula o de almidón, azúcar en todas sus formas (jarabe de glucosa y otras polidextrosas) y el inevitable glutamato que da el gusto excepcional de «volver a lo de siempre».

Acostúmbrese a acosar a sus proveedores para que le den la composición de sus productos. Cuanta más conciencia tomen del problema, más se sentirán obligados a prestarle atención.

c. Los embutidos

Primera recomendación en lo que concierne a los embutidos: vaya con cuidado y desconfíe. Primero, porque contienen una cantidad importante de grasas saturadas (según los trozos y las maneras de fabricarlos). Además, porque los que se incluyen en los grandes circuitos de distribución están atiborrados de aditivos (nitritos). Pero, sobre todo, porque están fabricados con carnes de dudosa calidad; generalmente carne de cerdos criados masivamente.

Limite pues el consumo y asegúrese de la calidad del producto.

Hace unos años, en las familias rurales que aún no habían cortado completamente las raíces con sus orígenes se efectuaba «la matanza».

En Francia, generalmente esto se hacía a medias con un paisano. Se compraban dos pequeños lechones que quedaban a cargo del granjero; éste los alimentaba de la manera tradicional y cuando alcanzaban el peso adecuado uno de los cerdos quedaba para el comprador. Sólo quedaba por hacer lo que se llamaba la famosa «cocina del puerco».

En todos los pueblos de la cuenca mediterránea podrá encontrar, si le pide información a un guarda forestal o a la cocinera del cura (¡si es que queda alguna!) la dirección de un equipo de especialistas que irá a su casa —o a la casa de campo de sus amigos— a preparar su cerdo y cocinarle morcillas, pastel de hígado, asados, chuletas, jamones y otros embutidos, la mayoría de los cuales podrá usted colocar directamente en el congelador de su casa.

Naturalmente, será menos caro que si lo hubiera comprado en la tocinería de su hipermercado, pero sobre todo muchísimo mejor desde cualquier punto de vista, fundamentalmente en lo que se refiere a su salud y a la de los suyos. Pero la «matanza del cerdo» será sobre todo una ocasión excepcional para renovar los lazos con la naturaleza y regresar a sus orígenes.

d. Los huevos

Cuando los huevos son frescos y proceden de gallinas criadas en libertad, tienen una yema un poco cobriza. Poseen entonces un interés nutritivo excepcional, porque contienen numerosas vitaminas (A, D, K, E, B_9 y B_{12}) en mayor o menor proporción según su calidad.

Aunque los huevos contienen grasas saturadas, son poco asimilables debido a la presencia de la lecitina, por lo que el riesgo cardiovascular sería menor en caso de hipercolesterolemia.

Con los huevos pueden hacerse diversos entrantes como: huevos duros, mayonesa, tortillas, huevos al plato...

e. Otros entrantes posibles

Según las circunstancias y la imaginación de cada uno, o al menos del cocinero, varios de los alimentos ya citados pueden mezclarse armoniosamente dando lugar a nuevos entrantes.

Cuando pida en el restaurante un plato compuesto por cierta variedad de alimentos, diga exactamente al camarero cuál es la composición que desea, porque si no va con cuidado puede encontrarse con zanahorias, arroz, maíz o tostones, mezclados con el resto de los ingredientes.

Fíjese sobre todo en la famosa ensalada de tocino, en la que éste se va haciendo cada vez más simbólico en provecho de los indeseables tostones.

Entre los otros entrantes posibles, citemos el queso, que la mayoría de las veces consiste en un surtido de trocitos sobre un fondo de lechuga. También en este caso debe insistir en que le sea servido sin la inevitable tostada.

En lo que concierne al *foie gras,* lo hemos excluido voluntariamente del grupo de los embutidos, porque se trata de un plato excepcional. Aunque este alimento tenga virtudes nutricias aún desconocidas, lo trataremos con cierta reserva durante la FASE I. Contiene una proporción importante de grasas monoinsaturadas (ácido oleico) que tienen la propiedad de proteger el sistema cardiovascular.

Porque el *foie gras* es una mezcla de glúcidos (glicógeno) y de lípidos. Por esto no es recomendable consumirlo en la FASE I, al menos no deben hacerlo los que tienen muchos kilos que perder.

Las tostaditas están prohibidas durante toda la FASE I.

f. Los entrantes prohibidos

Alguien podría pensar que todo lo que no está permitido está prohibido.

Es falso. Porque existe tal variedad de productos que nuestras listas no podrán ser nunca exhaustivas. A medida que vaya conociendo la base de nuestro enfoque, le será fácil determinar si un alimento (por ejemplo, exótico) que no figura en la lista es aceptable o no. En la mayor parte de los casos bastará razonar por analogía.

Ocurre lo mismo con todo lo que es imprescindible excluir de su alimentación. En el nivel en que se encuentra, es usted muy capaz de hacerse el inventario por sí misma, o descubrir el raro ejemplar entre las propuestas de una carta o en un rincón de su plato.

De todas maneras, he aquí una lista de la mayor parte de ellos:

— bocadillos, *vol au vent* y otros hojaldrados
— *quiches, «pies»* a la inglesa y empanadas
— *soufflés* a base de harina blanca
— pastas blancas
— arroz blanco (sobre todo el de grano separado)
— sémola refinada
— todo lo que esté hecho a base de patatas.

2. El plato fuerte

El plato fuerte de la comida será siempre de carne, ave o pescado, acompañado de las hortalizas que figuran en la lista de los glúcidos muy buenos, es decir, aquellos cuyo índice glicémico es inferior a 15. Por lo tanto, en su mayoría serán verduras con una gran cantidad de fibras.

a. Las carnes

Aparte de que es preferible tomar pescado si puede usted elegir, conviene seleccionar las carnes que tengan menos grasas, para limitar al máximo el consumo de grasas saturadas.

El buey, el cordero y el cerdo son las carnes más grasas (el caballo y la ternera, las menos). En este sentido, son superiores las aves. Incluso los *magrets* de pato tienen un porcentaje de grasas saturadas muy inferior y una cantidad de grasas insaturadas (las buenas) que solamente las aves pueden vanagloriarse de poseer.

Naturalmente, deberemos desconfiar de los guisos y los estofados que, en muchos casos, se sirven en medio de una salsa espesa con harina blanca, cosa que afortunadamente no ocurre jamás en los buenos restaurantes.

Desconfíen también de las escalopas, que con frecuencia se presentan empanadas con pan rallado, cosa que según nuestros principios es indeseable.

En cambio pueden aceptar una salsa bearnesa a condición de que sea «casera».

b. Los pescados

Se pueden consumir absolutamente todos, con la sola condición de que no estén empanados ni fritos con harina. Como hemos venido repitiendo, en el restaurante debe dejar bien claro el aspecto de la cocción. Pida solamente el pescado a la plancha o escalfado.

Las salsas deben considerarse con la misma desconfianza que las carnes. La mejor será siempre una mezcla de zumo de limón y aceite de oliva virgen, que, como se sabe, es muy rica en vitaminas.

En casa, consuma pescado congelado, que es la mejor garantía de que esté fresco. Compre filetes de merluza o de bacalao fresco y hiérvalos, tal cual están, en un caldo simplificado hecho con hierbas de Provenza (una cucharada sopera por litro de agua), o fríalos a fuego lento en una sartén en la que habrá puesto un hilillo de aceite de oliva.

c. Acompañamientos

Como siempre, antes de encargar un plato en el restaurante, debe formular de manera automática la eterna pregunta: *«¿Qué guarnición sirven?»*, y nueve de cada diez veces el camarero le contestará, seguro de complacerle: *«Patatas fritas, o patatas salteadas»*. Si pide otra clase de acompañamiento, le responderá invariablemente: *«arroz o pastas»*.

En estos casos, he sentido con frecuencia la tentación de forzar la puerta de la cocina y tirarle por la cabeza al cocinero todas sus cacerolas de malos glúcidos, para castigarle por ser tan poco creativo.

Si no lo he hecho nunca, no es tanto por «buena educación» como porque el pobre no tiene la culpa. *«¿Para qué voy a hacer otra cosa,* me dicen con tristeza, *si el 80% de los clientes se niegan a salir de las consabidas patatas, pastas y arroz?»*

Incluso algunos de los *chefs* más famosos se las ingenian para atraernos a sus santuarios, después de semanas de espera, para ofrecernos un puré de patatas casero, a semejanza del último de los preparadores de rancho de nuestras cantinas escolares. Y sin embargo siguen conservando la admiración de las mejores guías gastronómicas.

¿Cómo puede ser que una estrella de la cocina carezca hasta este punto de discernimiento cuando, por definición, su creatividad debiera ser excepcional?

Al *fast-food* del barrio o a la cantina del orfelinato no se les puede reprochar que no hayan dejado de lado la patata. Pero que aparezca entronizada en las mejores cartas gastronómicas, después de haber engordado cerdos durante siglos, es francamente una burla a la gente y más aún cuando nos la facturan como si se tratara de trufas.

En las costumbres alimentarias no faltan los ejemplos de incoherencia. Cuando se llega por primera vez a Guadalupe, uno espera que le sirvan alguna de las excepcionales variedades de verduras exóticas de las que nos hablan todos los libros de botánica. Pero no ocurre nada de eso, porque esta isla de ensueño, que podría ser un verdadero oasis y exportar al mundo entero sus excepcionales productos tropicales, no produce nada. La base de su alimentación es el arroz blanco y las patatas, ambas cosas importadas, naturalmente.

Para mí fue más difícil encontrar un restaurante capaz de servirme un buen puré de *christophines,* alimento local excepcional, en Pointe-à-Pitre que en París.

De la misma manera podríamos asombrarnos de que el arroz criollo simbolice a tal punto la cocina local en ese país aunque nunca lo ha producido sino que lo impusieron los indios que fueron a reemplazar a los esclavos negros en el momento de su emancipación.

Por tanto, cuando esté usted en un restaurante, exija que le den algo diferente de lo que sirven a los demás. Si insiste un poco, se sorprenderá al comprobar que siempre es posible conseguir judías verdes, espinacas, coliflor o incluso brécol.

Si realmente no tienen ninguna de estas cosas, conténtese con una ensalada y avergüence a su anfitrión.

Las ensaladas que le recomendamos para la FASE I son las siguientes:

— calabacines
— berenjenas
— tomates
— brécol
— espinacas
— nabos
— pimientos morrones
— hinojo
— apio
— acedera
— judías verdes
— acelgas
— champiñones
— salsifí
— col
— coliflor
— *choucroute*
— coles de Bruselas.

Seguramente la lista no es exhaustiva.

3. ¿Queso o postre?

En la FASE I habrá que contentarse muchas veces con queso, aunque se me dirá que va a resultar difícil comer queso sin pan.

En realidad, es tan simple como no poner azúcar en el café. Una vez que se haya usted acostumbrado, no comprenderá cómo ha podido actuar de otra manera durante tanto tiempo.

Un truco para conseguirlo sin darse cuenta es comer el queso con la ensalada.

Otra posibilidad para reemplazar la base que podría significar el pan es utilizar un trozo de queso duro (por ejemplo holandés) para comer un queso blando (queso fresco).

Para quienes tengan realmente la intención de perder peso, sobre todo en el caso de las mujeres, es necesario saber que no es recomendable consumir una gran cantidad de requesón, aunque tenga 0% de materias grasas.

El requesón contiene una cantidad bastante apreciable de glúcidos (galactosa) en el suero y el comer mucho podría provocar una secreción más importante de insulina al final de la comida, lo cual ocasionaría el almacenamiento de las grasas consumidas antes.

El máximo debe ser de unos 80 a 100 g. Siempre que sea posible se elegirán requesones escurridos en encella, evitando los fabricados por el procedimiento del batido.

En cuanto a los postres, salvo excepción, deberán olvidarse durante la FASE I, dada la escasa probabilidad de poder consumir uno que no tenga azúcar ni fructosa. En casa puede prepararse natillas con claras de huevo o huevos batidos con leche y endulzados con aspartamo, pero no olvide lo que dijimos anteriormente sobre este edulcorante.

COMER «DE PIE Y DEPRISA»

Es posible que, por diferentes razones, no tenga usted tiempo de hacer una comida normal.

Antes hubiera podido recurrir al bocadillo, que ahora, al menos en la FASE I, está completamente prohibido. Como veremos, puede reaparecer excepcionalmente en la FASE II, a condición de que esté hecho con pan integral.

Como ya hemos dicho, es muy importante no saltarse ninguna comida, por lo que habrá que encontrar la manera de reponer fuerzas, aunque sea mínimamente. Se pueden proponer diversas soluciones.

1. Comer fruta

Sirve cualquier fruta, excepto los plátanos, que son demasiado glucídicos (índice glicémico de 60).

Coma, por ejemplo, tres o cuatro manzanas o altérnelas con naranjas.

También puede comer dos manzanas con 200 g de nueces, de avellanas o de almendras (es fácil encontrarlas sin cáscara), y complementarlas con dos yogures.

2. Comer queso

También cualquier queso sirve, a condición de que sea lo menos graso posible (de lo contrario se hartará pronto) y que su olor sea compatible con el lugar donde lo consuma (por ejemplo, su despacho).

Una variante puede ser un envase de 250 g de requesón con 0% de materia grasa mezclado con algunas frambuesas o kiwis.

Éstas son las únicas frutas, junto con las moras, que constituyen la excepción a la regla que estipulaba que la fruta se comiera en ayunas.

Estas pocas frutas tienen un riesgo de fermentación muy débil en el estómago. Así, pues, comerlas con requesón con 0% de materias grasas no es ninguna herejía. Como veremos más adelante, en la FASE II se las aceptará incluso al final de la comida normal.

También dos o tres huevos duros pueden ser un posible recurso. Si se los puede alternar con un tomate natural pequeño resulta una comida más ligera.

3. El pan

Abstenerse del pan en las dos comidas principales (si contienen grasas) es un principio básico que hay que respetar. Quizá piense usted que debería haber sido más flexible y prohibir solamente el pan blanco.

De acuerdo. Pero ¿cómo se las arreglaría para disponer de pan integral, tan difícil de encontrar en los restaurantes que frecuenta?

Además, aunque sea integral, el pan es superfluo en una comida importante. Tiene el inconveniente de hincharse en el estómago, dando una sensación de pesadez que puede contribuir a ampliar las conocidas somnolencias.

Por otra parte, la finalidad de la FASE I es estimular el páncreas lo menos posible. En una comida prótido-lipídica, la mínima secreción de insulina, aunque no fuera suficiente para formar grasas de reserva, podría frenar la pérdida de peso. No engordaría usted, pero tampoco adelgazaría.

4. El vino

En la FASE I, que es la fase de pérdida de peso, el consejo es el mismo que para el pan. No debe consumirse, sobre todo si se tienen que perder muchos kilos.

Si la sobrecarga ponderal no es muy importante puede,

en último extremo, tomar medio vaso de vino al final de la comida, sobre todo con el queso.

En la FASE II hablaremos de la manera como debe tomarse y de las malas costumbres que es preciso desterrar.

En la FASE I es mejor beber agua o, mejor aún, té. Todos los que han probado beber té durante las comidas, como hacían antiguamente los ingleses, han descubierto no solamente el placer de hacerlo, sino también los beneficios. El té tiene unas virtudes digestivas que pueden extenderse a todas las bebidas calientes. Por lo tanto, si prefiere beber una tisana (sin azúcar) con la comida, no lo dude. No hay ninguna que esté contraindicada; al contrario, todas serán bien recibidas.

LA CENA

Como hemos tenido ya ocasión de decir, la cena debería ser la comida más ligera del día. Desgraciadamente, con frecuencia se convierte en un verdadero festín, ya sea en casa o fuera (salida, invitación), en el marco de las relaciones sociales, de amistad o profesionales.

En casa será fácil cambiar de costumbres. Como el desayuno es más copioso y la comida no se suprime, la cena no tendrá por qué ser tan pantagruélica como antes.

Para la cena se pueden seguir los mismos principios que para la comida en lo que concierne a su composición, pero limitando sobre todo las grasas, las cantidades y evitando la carne si ya se ha comido a mediodía.

En casa se podrá intentar, en la medida de lo posible, comenzar con una buena sopa de verduras, como las que se hacían antes —puerros, apio, nabos, col (¡nada de patatas!)—, y después comer una tortilla francesa con ensalada.

La cena será la mejor ocasión para volver a las comidas

tradicionales, como las que incluyen leguminosas, por ejemplo, judías verdes y garbanzos.

Es interesante poder hacer tres o cuatro veces por semana cenas prótido-glucídicas, es decir, formadas esencialmente por glúcidos de índice glicémico bajo y muy bajo. La única regla que se debe respetar en la FASE I es hacerlas cocer y consumirlas sin grasa.

Se podrá empezar, por ejemplo, con una buena sopa de hortalizas (sin patatas ni zanahorias) o una crema de champiñones o de tomate, naturalmente sin grasa.

Las lentejas, las judías y los guisantes pueden acompañarse con cebollas, un puré de tomates o una salsa de champiñones (ver anexos).

Pero también se podrá comenzar con un plato de pastas integrales, arroz completo o sémola integral que se acompañará con verduras y salsa o un *coulis* sin grasa. Estos alimentos, además, son interesantes porque contienen proteínas vegetales, fibras, vitaminas B y numerosas sales minerales.

El postre de una cena glucídica tendrá que ser forzosamente requesón o yogur con 0% de materias grasas (aromatizados ocasionalmente con mermelada sin azúcar) o con fruta cocida. En realidad, en este tipo de cenas se puede comer pan integral, pero se corre el riesgo de que resulten demasiado pesadas.

Al igual que en la comida de la FASE I, las bebidas aconsejadas serán el agua, el té ligero o las tisanas. Excepcionalmente, un vasito de vino tinto.

Si ha hecho una comida fuerte a mediodía (por ejemplo, una comida de negocios) y desea cenar algo ligero, puede tomar solamente fruta, o cereales y un producto lácteo descremado.

COMIDAS PRÓTIDO-LIPÍDICAS FASE I CON GLÚCIDOS DE ÍNDICE GLICÉMICO MUY BAJO

		ENTRANTES		
	CRUDITÉS	PESCADOS	CHARCUTERÍA	OTROS
RECOMENDADOS	Espárragos Tomates Pepinos Alcachofas Pimientos Apio Champiñones Judías verdes Puerros Palmitos Col Coliflor Pepinillos Aguacates Germen de soja Lechuga Endivias Milamores Cardillos Escarola Berro Brécol Rábanos	Salmón ahumado Salmón marinado Sardinas Caballa Arenques Anchoas Atún Hígado de bacalao Camarones Vieiras Gambas *Scampi* Langosta Bogavante Caviar Berberechos Almejas Bígaros Cangrejo Calamares Sepias Rosellonas *Bulots*	Salchichón Jamón Jamón cocido Salchichas Longaniza Morro Queso de cerdo Cabeza de jabalí Torreznos Ensalada de mollejas de ave Chicharrones finos Patés	Mozarella Queso de cabra Mollejas de ternera Ancas de rana Tortilla Huevos duros Huevos revueltos Huevos mimosa *Aspic* de huevos Sopa de pescado
	PROHIBIDO	DEBE EVITARSE	DEBE EVITARSE	PROHIBIDO
	Zanahorias Remolachas Maíz Arroz *Taboulé* Lentejas Judías secas Patatas	Langostinos Ostras	*Foie gras* Morcilla blanca Croquetas Terrinas que contengan harina	Hojaldrados Bocaditos *Quiches* *Crêpes* *Soufflés* Tostaditas Pan frito Pizzas Buñuelos Empanadas

COMIDAS PRÓTIDO-LIPÍDICAS FASE I CON GLÚCIDOS DE ÍNDICE GLICÉMICO MUY BAJO

	PLATO PRINCIPAL			
	PESCADOS	CARNES	AVES	CHARCUTERÍA, DESPOJOS, CAZA
RECOMENDADOS	Salmón Caballa Atún Sardina Arenque Lubina Bacalao fresco Palangre Merluza Lenguado Gallo Salmón Rape Pescadilla Bacalao seco Salmonete Trucha En general, todos los peces de mar y de río	Buey Ternera Cerdo Cordero Carnero Caballo	Pollo Gallina Capón Pintada Pavo Oca Pato Codorniz Faisán	Liebre Conejo de bosque Corzo Jabalí Embutido Morcilla negra Jamón Corazón de buey Lengua de buey Mollejas de ternera Riñones Pies de cerdo
	PROHIBIDO	DEBE EVITARSE	DEBE EVITARSE	DEBE EVITARSE
	Pescado empanado	Trozos demasiado grasos	La piel	El hígado

COMIDAS PRÓTIDO-LIPÍDICAS FASE I
CON GLÚCIDOS DE ÍNDICE GLICÉMICO MUY BAJO

ACOMPAÑAMIENTOS	
RECOMENDADOS	PROHIBIDOS
Judías verdes	Cuscús
Bróculis	Lentejas
Berenjenas	Judías secas
Calabacín	Guisantes
Espinacas	Castañas
Champiñones	Patatas
Salsifí	Zanahorias
Apio	Arroz
Acelgas	Pastas
Acedera	
Endivias	
Nabos	
Puerros	
Tomate	
Pimientos	
Pisto	
Coliflor	
Col	
Choucroute	
Christophine	
Ensaladas verdes	
Mousse de verduras (sin patatas)	
Alcachofas	

COMIDAS PRÓTIDO-LIPÍDICAS FASE I RICAS EN FIBRAS			
	ENTRANTES	PLATOS	POSTRES
Buenos glúcidos para elegir	Potaje de legumbres *Velouté* de champiñones Sopa de calabacín *Velouté* de tomates	Lentejas Judías secas Garbanzos, guisantes Habas Arroz completo Pastas integrales Sémola integral	Requesón 0% Yogur 0% Compota Fruta cocida Mermelada de frutas sin azucar
Recomendación	Sin grasa, sin patatas ni zanahorias	Sin grasas, servidos con *coulis* de tomates o salsa de champiñones o también con un acompañamiento de verduras	Sin grasas, sin azúcar

CONDIMENTOS, INGREDIENTES, ADEREZOS Y ESPECIAS				
PARA CONSUMIR				
SIN RESTRICCIONES			EN CANTIDADES RAZONABLES	PROHIBIDO
Pepinillos Encurtidos Cebollitas Vinagreta casera *Noucmâm* Aceitunas verdes Aceitunas negras *Tapenade* Sal de apio	Aceites: oliva, girasol cacahuete nuez avellana pepitas de uva Albahaca Limón Parmesano Gruyère	Perejil Estragón Ajo Cebolla Chalotes Tomillo Laurel Canela fresca Cebolleta Ajedrea Eneldo	Mostaza Sal Pimienta Mayonesa Bearnesa Holandesa Salsa de crema Azúcar	Fécula de patatas Maizena Tomate ketchup Mayonesa envasada Salsa bechamel Salsa de harina Caramelo Aceite de palma Aceite de parafina

Recomendaciones particulares

1. Atención a las salsas

Las salsas tradicionales y las salsas rubias están hechas con harina blanca. Debe huir de ellas como de la peste.

Las salsas de la *nouvelle cuisine* son generalmente el resultado de mezclar el jugo de cocción con crema fresca más o menos ligera. Puede obtenerse casi el mismo resultado poniendo requesón con 0% de materias grasas.

Para hacer una salsa que le vaya bien a una carne blanca, basta con mezclar una crema fresca ligera o requesón al 0% con mostaza muy perfumada, calentar ligeramente y servir sobre la carne. Si lo acompaña con champiñones fileteados, no estropeará nada.

Si quiere hacer una salsa muy espesa sin harina, use los champiñones. Basta con hacer un puré de champiñones y añadir el líquido de la cocción. Es la mejor manera de hacer una suculenta salsa muy untuosa, para un *civet* de conejo o de liebre o para un pollo al vino tinto.

2. Recurra a los champiñones

El champiñón es una comida excepcional desde todos los puntos de vista, porque es una excelente fibra que contiene además muchas vitaminas.

Lo único lamentable es que no se emplee más en nuestra cocina, como ocurre en el extranjero.

Aparte de las ensaladas, en las que puede consumirse crudo, puede ser en sí mismo un plato o, al menos, un acompañamiento que goza de un aprecio muy generalizado.

Después de escaldar los champiñones frescos, déjelos escurrir un cuarto de hora. Después, cortarlos en láminas y rehogarlos con un poco de aceite de oliva a fuego lento; al final, añadir ajo y perejil y servir.

3. Sobre la conservación

Los que proceden de provincias y, sobre todo, de medios rurales recuerdan que su madre o su abuela cogían la lechuga del huerto pocos minutos antes de sentarse a la mesa. Lo mismo ocurría con las habas, los tomates y en general con todas las hortalizas, porque estaban convencidas de que la verdura cogida en el último momento conservaba mejor todas sus propiedades.

La tradición, y sobre todo el instinto de la gente de antes, los llevaba, sin saber realmente por qué, a preservar sus alimentos de la pérdida de vitaminas inherente al tiempo de conservación.

Actualmente, los alimentos poseen muchas menos vitaminas ya en su origen, debido al cultivo industrial, y además las siguen perdiendo durante todo el tiempo que permanecen almacenados.

Las espinacas que proceden de cultivos intensivos, es decir, aquellos cuyo rendimiento por hectárea es elevado, contienen entre 40 y 50 mg de vitamina C por 100 g de producto. Después de un solo día de viaje, han perdido ya el 50% de su contenido vitamínico, es decir, alrededor de 25 mg. Si las conservamos durante dos días en un refrigerador, se perderá de nuevo una tercera parte de la vitamina restante.

Ya no quedarán más que 16 mg. Si se cuecen con agua, perderán la mitad de lo que les queda.

En el mejor de los casos, le quedarán en el plato unos 8 mg de vitamina C.

En cambio, si es usted el feliz poseedor de un huerto en el que cultiva con todo cuidado las espinacas, como lo hacía su abuelo, los cien gramos que cogerá contendrán al menos 70 mg de vitamina C. Si los come el mismo día, le quedarán 35 mg de vitamina C, es decir, casi cuatro veces más que en el caso anterior.

Más impresionante aún es el porcentaje de vitaminas que se desperdicia en una lechuga. En menos de un cuarto de hora, ha perdido ya el 30% de sus vitaminas y en una hora el 48%. Aterra pensar que cuando la lechuga llega a nuestro plato tiene ya un largo pasado (de dos a cinco días), sin hablar de las que se venden preparadas ya para ser utilizadas en una bolsita de plástico, y que no solamente no tienen ya ninguna vitamina, sino que muchas veces nos ofrecen generosamente en compensación, o bien su lote de productos químicos, o bien, en el peor de los casos, salmonellas.

Numerosos restaurantes alaban las ventajas de sus pescados o crustáceos, apresados en un vivero, a la vista del cliente, pocos minutos antes de ser servidos. ¿Por qué no se hará lo mismo con las lechugas?

Una coliflor entera perdería según los especialistas alrededor de un 2% de sus vitaminas cada hora. Si se corta en trozos, pierde un 8% cada cuarto de hora y 18% cada hora. El cuchillo de cocina es un instrumento temible, pero no tiene comparación con el rallador, que no tiene piedad. La col lombarda pierde un 62% de su vitamina C en dos horas.

El rallador es un auténtico instrumento de tortura vegetal porque multiplica por 200 la superficie pelada de la verdura. De esta manera, tanto la col lombarda como el apio o los rábanos son sometidos a una DGV (Desvitaminización a Gran Velocidad).

También podemos imaginarnos con escalofrío las condiciones de los platos preparados por encargo, sin hablar de los envasados y precocinados que se encuentran en las estanterías de todos los supermercados.

Es el mismo tratamiento que se les da a las verduras, que son cuidadosamente cortadas y ralladas antes (la víspera o la antevíspera) en las cocinas de los colegios, de las empresas y de los hospitales... *«Uno se pregunta por qué no actúa la policía...»,* ironizaba un periodista, al comprobar el triste hecho.

4. Controle las maneras de cocinar

También la cocción es enemiga de las vitaminas. Pero, contrariamente a lo que podría creerse, hay que desconfiar más del tiempo de cocción que de la temperatura. Así, el sancochado (alrededor de 65°) destruiría el 90% de la vitamina C de la espinaca, mientras que a una temperatura de 95° solamente perdería el 18%.

La explicación es simple: las enzimas (siempre glotonas), ávidas de vitaminas y cumpliendo su papel de destruir el producto cuando ya no vive (es decir, en cuanto se le arranca de la tierra), son sobre todo activas entre 50° y 60°, mientras que a 95° están casi neutralizadas. Por eso un alimento cocido se conserva mejor que un alimento crudo.

Según estudios realizados sobre todo por alemanes, las hortalizas perderían más vitaminas C, B, B_2 hechas en estofado que cocinadas al vapor. Cuanto menor sea el tiempo de cocción, más modesto será el desperdicio. Por esto es mejor cocinar con la olla a presión que dejar cocer a fuego lento como hacemos a veces por nostalgia del pasado. A veces el progreso nos aporta algo bueno.

Cuando se cuece con agua, debemos recordar que la parte esencial de las vitaminas y de las sales minerales irá a parar al agua de cocción. Si las verduras son de cultivo biológico, será bueno recuperar el líquido para emplearlo por ejemplo en una sopa. En el caso contrario, la cuestión no es tan clara, pues aparte de los nutrientes que nos son necesarios, al agua de cocción van a parar también todos los contaminantes de que hemos hablado anteriormente (nitritos, insecticidas, pesticidas, metales pesados...).

Por otra parte, cuando se calienta una grasa vegetal en una sartén y se sobrepasan los 170° (lo que ocurre cuando freímos un bistec), el aceite se satura y se transforma en grasa tan mala como la de la carne, que amenaza con producir un efecto nefasto sobre el colesterol. Por otra parte, hace ya tiempo que los cancerólogos han puesto en tela de juicio las parrilladas hechas a la barbacoa, porque se ha observado que las grasas quemadas se transforman en benzopireno, sustancia altamente cancerígena. Por este motivo, se recomienda el uso de parrillas verticales para evitar que el goteo de las grasas entre en contacto con la llama.

En cuanto al microondas, desde su reciente introducción en el mercado doméstico, suscitó una viva polémica. Nadie le reprocha su lado excepcionalmente práctico, que responde perfectamente a los imperativos de nuestra civilización de ganar tiempo. Pero ¿qué incidencia real puede tener sobre la «vitalidad» del alimento tratado? Por el momento, aún no se saben muchas cosas, puesto que los estudios realizados son imprecisos y contradictorios a la vez.

Pero cuando se conoce el principio básico de un horno de microondas, cosa que ignoran la mayor parte de los que lo utilizan, es legítimo hacerse una serie de preguntas en lo que concierne al devenir de las vitaminas, puesto que ya sabemos que tienen una gran sensibilidad.

La cocción de un alimento en el horno de microondas se efectúa por fricción de las moléculas de agua que contiene y el calor producido se transmite por conducción o, más exactamente, por intercambio térmico. ¿En qué estado quedan las posibles vitaminas después de haber permanecido en un medio en que las moléculas de agua han sufrido tal trituración atómica? La pregunta sigue pendiente por el momento, puesto que las respuestas que se han dado hasta ahora (completamente alarmistas) no tienen suficiente base científica.

Seguramente se necesitarán muchos años de observación antes de que pueda determinarse si este sistema de cocción es tan peligroso como pretenden algunos. Se han necesitado muchas generaciones para demostrar que la barbacoa horizontal, utilizada desde la noche de los tiempos, era cancerígena.

Ante la duda, hay que ser prudente y utilizar el microondas más como aparato de apoyo para recalentar que como instrumento de empleo sistemático en la cocina doméstica. Por este motivo, es desaconsejable el uso demasiado frecuente que de este instrumento hacen las madres jóvenes para calentar los biberones.

Y lo es aún más porque los bebés corren el riesgo de quemarse seriamente, ya que es muy difícil controlar la temperatura interior del líquido, puesto que puede estar ardiendo mientras la pared exterior del biberón sigue estando fría o tibia.

Además, el microondas no esteriliza la leche, cosa que sí hace una cocción normal.

5. Atención a las malas grasas

Hemos visto que determinadas grasas, llamadas saturadas, podían tener un efecto nocivo sobre el sistema cardiovascular. Éste es el caso de la mantequilla, la nata, las grasas de la carne y los embutidos: buey, ternera, cerdo, cordero. El consumo excesivo de estos alimentos puede conducir a un aumento del colesterol en la sangre.

En cambio, hemos visto que había otras grasas que tenían la propiedad de proteger nuestras arterias: grasas de pescado, aceite de oliva, de girasol, y también grasa de oca y de pato. En la elección de alimentos que deberá hacer al aplicar las reglas de la FASE I, conviene que tenga siempre presente la necesidad de equilibrar las diferentes grasas.

Es deseable limitar el consumo de carne y de embutidos a tres veces por semana, en una de las cuales se podría comer morcilla negra, dada su riqueza en hierro. Convendría alternar las aves (dos veces por semana) y los huevos (dos veces por semana).

6. Algunos ejemplos de buenos y malos equilibrios lipídicos

- **Buen equilibrio:**

Entrante	Salchichón o sardina
Plato principal	Pescado o costilla de cerdo
Postre	Queso o yogur entero

- **Mal equilibrio:**

Entrante	Jamón o tocino frito
Plato principal	Chuleta de ternera o escalopa
Postre	Queso o requesón a la crema

EJEMPLO DE DOS DÍAS DE COMIDA FASE I		
Despertar 7 h 10	— zumo de dos limones exprimidos — 2 kiwis	— zumo de un pomelo exprimido — una pera, un kiwi
Desayuno 7 h 30	— cereales (sin azúcar) — 2 yogures desnatados — un café descafeinado	— pan integral — mermelada de fruta sin azúcar — una taza de leche descremada
Comida 12 h 30	— champiñones a la griega — salmón — verduras — queso	— verduras crudas: pepinos, rábanos — chuleta de ternera — bróculis — queso
Merienda 16 h 30	— una manzana	— una manzana
Cena 20 h	— pintada — pisto — ensalada — yogur natural	— sopa de verduras — pastas integrales con champiñones — yogur desnatado

El resto del tiempo debe preferirse el pescado. Lo ideal sería hacer al menos tres cenas glucídicas de cada siete. De esta manera se conseguirían diez comidas de veintiuna (siete desayunos y tres cenas) sin ninguna grasa y con muchos buenos glúcidos.

7. Bebidas que deben rechazarse

Las gaseosas, refrescos y los zumos de frutas reconstruidos se preparan generalmente a partir de extractos de frutas o de plantas, casi siempre sintéticos, y tienen todos el mismo gran defecto: contienen mucho azúcar.

Por lo tanto son condenables y deben excluirse totalmente, porque, además, contienen gas artificial, lo que en algunas personas provoca intolerancias gástricas.

Incluso si están elaborados a base de extractos naturales hay que desconfiar de los refrescos porque pueden ser tóxicos.

En los extractos naturales de algunos agrios se han observado rastros importantes de sustancias nocivas, como los terpenos.

En cuanto a los peores de todos, los que están hechos a base de cola y rebosantes de azúcar (¡una botella de 1,5 l contiene el equivalente de 35 terrones de azúcar!), deberían ser o bien prohibidos, o en todo caso llevar un etiquetado especial (como el de los paquetes de cigarrillos), que advirtiera que pueden ser peligrosos para la salud.

a. La cerveza

La cerveza es una bebida que solamente puede usarse con gran moderación. En realidad no puede beberse ni en la FASE I ni en la FASE II.

No es necesario haber pasado una temporada en Alemania para saber cuáles son sus nefastos efectos secundarios: hinchazón del vientre, mal aliento y aumento de peso.

Contrariamente a lo que ocurre con el vino, la cerveza contiene el peor de los glúcidos: la maltosa (índice glicémico 110) cuya concentración es de 4 g por litro.

Por otra parte, hay que señalar que la asociación de alcohol y azúcar, que es lo que ocurre en la cerveza, favorece la aparición de hipoglicemia, que a su vez origina la fatiga (ver capítulo VI de la primera parte).

b. Los alcoholes

Es evidente que en la FASE I no podrá tomarse ninguno de los alcoholes destilados, que son los que se beben como aperitivos (anís, whisky, ginebra, vodka...) o como seudo digestivos (coñac, armañac, calvados, alcoholes blancos...).

En el aperitivo habrá que contentarse con un agua mineral o con un zumo de tomate. En la FASE II regresaremos a prácticas mucho menos austeras, admitiendo el vino y sobre todo el más prestigioso de todos ellos: el cava.

Estamos llegando al final de la FASE I, que, como decimos una vez más, no es *restrictiva* en términos de cantidad (se debe comer según el hambre que se tenga), pero que en cambio es *selectiva.* Se han excluido voluntariamente una serie de alimentos en provecho de otros cuyas características nutricionales son superiores. Es necesario recordar que el pan blanco y todos sus derivados (*biscottes,* tostadas...) deben desaparecer de las dos comidas principales (cuando éstas contienen lípidos), pero que es necesario consumirlos en el desayuno en forma de pan integral.

Si antes de adoptar los principios alimenticios del Método comía normalmente azúcar o era muy aficionada a los pasteles y a las golosinas, podrá perder al menos dos kilos en la primera semana. Cuando llegue a este punto, sobre todo no se detenga, o tendrá todas las oportunidades de recuperar en dos días todo lo que haya podido perder en ocho.

Después de este primer período, el adelgazamiento se irá haciendo más progresivo y, si aplica usted escrupulosamente nuestras recomendaciones, la pérdida de peso será regular. Por lo tanto, la pérdida de peso debería seguir un ritmo sostenido, aunque esté íntimamente ligada a factores individuales.

LA FASE II

Es la de la estabilización ponderal definitiva. Perder peso está bien, pero el objetivo de adelgazar solamente de una manera efímera es incoherente. El adelgazamiento que no se conciba en una perspectiva a largo plazo carece de todo interés, es una cosa nefasta.

Para conseguir una estabilización ponderal, es necesario respetar algunos principios importantes.

1. Hay que fijarse un objetivo realista, es decir, es preferible querer conseguir un peso razonable que pueda mantenerse a proponerse como meta un peso fantasmagórico, pero irreal. Querer adelgazar por debajo de un BMI de 20[1] es un error. Algunas mujeres parecen no haber entendido este postulado básico.

2. Hay que saber rechazar los racionamientos, que son fuente de frustraciones. Porque en cuanto acaba el período de «régimen», el organismo se venga y le entra la prisa por recuperar sus grasas de reserva. Pero puesto que usted se propone adoptar el Método Montignac, que es selectivo y no restrictivo, no le acecha este peligro.

3. Hay que evitar cualquier perturbación psíquica. El período de adelgazamiento es gratificante, pero la adopción de nuevas costumbres alimentarias no es más que uno de los aspectos de un planteamiento fundamental sobre su manera de vivir.

4. Hay que seguir analizando sus relaciones con la comida y clarificarlas. Comer no debe ser una respuesta al estrés (aburrimiento, ansiedad, falta de amor). Si fuera necesario, podría pensarse en una acción complementaria

1. Ver el capítulo I de la segunda parte.

con un psicólogo especializado en comportamientos alimentarios.

También se puede seguir practicando o decidirse a aprender técnicas de gestión del estrés, como la relajación, la sofrología o el yoga.

5. Si se ha recurrido al deporte para acelerar la normalización de la función insulínica, conviene proseguir con la práctica de esta actividad física. Ello permitirá afinar la silueta, luchar contra la celulitis y mantener el equilibrio psíquico.

El Método Montignac facilita la estabilización ponderal por varias razones:

- porque no hay limitación cuantitativa. Cuando se detiene la FASE I, no se corre el riesgo de dar un «salto atrás», porque el organismo no sufre los efectos dañinos de la reacción privación-realimentación normal
- la buena aceptación de la FASE I y el bienestar que procura previenen la aparición de trastornos del comportamiento alimentario. Por su aspecto educativo, realiza una verdadera terapia de comportamiento.

Si ha puesto usted en práctica las recomendaciones precisas que se le han dado en el capítulo precedente, debería sentir ya claramente sus efectos benéficos.

Sin embargo, no podemos dejar de señalar el riesgo de la resistencia del organismo, sus manifestaciones de hostilidad ante el menor cambio de costumbre alimentaria.

Para cuando se tengan años de verdadera dependencia respecto de los malos glúcidos, es posible que el organismo no se deje dominar fácilmente.

Al igual que con el alcohol y el tabaco, nos encontramos a veces con una verdadera dependencia y, en este caso, desacostumbrarse puede significar un retraso.

El organismo que vive desde hace mucho con aportaciones exteriores permanentes de glucosa se ha vuelto algo perezoso y, como el niño que lo consigue todo con una pataleta, le basta con adquirir una hipoglicemia para reclamar y obtener glucosa. En estas condiciones, para qué tomarse el trabajo de fabricarla para mantener la glicemia en su tasa normal.

Así, el hecho de reducir la hiperglicemia tendrá como resultado limitar las aportaciones de glucosa al glicógeno, forzando de esta manera al organismo a que lo fabrique a partir de sus grasas de reserva. Poco después de poner en práctica los principios del método propuesto, corre usted el peligro de encontrarse frente a un organismo que opone resistencia al negarse a fabricar su propia glucosa.

En este momento, y de una manera transitoria, puede encontrarse usted convertido en una persona hipoglicémica, con los síntomas que todo el mundo conoce, sobre todo el de la fatiga.

¡No se deje dominar! No caiga en la tentación de tomar, aunque sea provisionalmente, nada dulce.

Básicamente, las personas fuertes que practican un deporte son las que, durante las primeras semanas de la FASE I, corren el riesgo de encontrar una cierta resistencia de su organismo a los nuevos hábitos alimentarios. También en este caso, el síntoma inmediato es una repentina fatiga que produce desfallecimiento. Si la manifestación es ligera, lo mejor es consumir almendras o avellanas, que son ricas en nutrientes.

Si la bajada de tono vital es más seria, se preferirán los higos secos o los albaricoques, que son, de todas maneras, «buenos glúcidos».

El organismo comprenderá con rapidez que no vamos a ceder fácilmente y que no tiene otra solución que reactivar sus funciones naturales, que consisten en fabricar glucosa a partir de sus propias reservas de grasa.

Para las abonadas a los regímenes bajos en calorías, las que se mueren de hambre durante períodos larguísimos y aumentan dos kilos con sólo mirar el escaparate del pastelero, hay que temer incluso un ligero aumento de peso, muy provisional, de un máximo de dos o tres kilos suplementarios.

Porque es normal que un organismo al que se le han hecho sufrir insostenibles frustraciones durante años se encuentre en estado de alerta. Es natural que teniendo súbitamente a su disposición la energía mínima que necesita y que le han negado siempre, ceda a la tentación de almacenar un poco, pero esto dura solamente unos días. Si éste es su caso, sobre todo no se detenga para volver a un régimen de hambre, porque no haría más que consolidar la situación. Por el contrario, persevere.

Su organismo volverá a tener rápidamente confianza y comprenderá que usted solamente quiere su bien. En pocos días, no solamente perderá la sobrecarga adicional, sino que comenzará a ver cómo aparecen los primeros resultados. Las que seguían un régimen hipocalórico muy severo deberán subir lentamente la ración calórica, adoptando naturalmente la selección aconsejada por el Método. Así se evitará un contraste demasiado brutal, responsable con frecuencia de un aumento transitorio de peso, instigado por un organismo hambriento que razona aún en función de sus antiguos reflejos hipocalóricos.

También es posible que al principio no pierda peso aunque sienta que adelgaza, es decir, que su silueta se afina.

La explicación es que, al salir de los regímenes hipocalóricos, su masa muscular es inferior a lo que debería ser (déficit de proteínas). Durante los primeros días, o incluso durante algunas semanas, se opera una «transferencia de masa», es decir, una pérdida real de grasas en provecho de una reconstrucción de las masas sin grasa.

En la segunda parte volveremos con más detalle sobre este punto.

Por ahora, lo que más desean saber las lectoras es cuánto tiempo debe durar la FASE I.

A riesgo de provocar sonrisas, me siento tentado a contestar que «un cierto tiempo». Porque todo depende del número de kilos que deban perder, de la sensibilidad individual y del rigor con que se apliquen los principios de la FASE I.

La normalización del funcionamiento pancreático, que es el objetivo principal, debe prolongarse lo suficiente (de semanas a meses) para que pueda traducirse en una mejora duradera de la función insulínica.

Puesto que debemos dar una respuesta, digamos que lo más deseable nos parece un mínimo de dos o tres meses.

Pero en realidad, la FASE II no es más que una prolongación natural de la precedente, con la posibilidad de introducir progresivamente eventuales desviaciones que convendrá manejar convenientemente.

En cierta manera, el capítulo precedente habrá servido para deshacerse de las malas costumbres alimentarias y adoptar otras más convenientes.

Por lo tanto, de ahora en adelante ya podrá funcionar a partir de estos nuevos reflejos, con algunas modificaciones que le permitan una menor rigidez en la aplicación de algunos principios.

El desayuno

Nada o casi nada cambiará en relación a nuestras recomendaciones anteriores. Siga respetando los principios que recomiendan hacer siempre un desayuno abundante con pan integral o cereales completos. Si come verdadero pan integral, podrá untarlo, si lo desea, con mantequilla o con margarina.

Durante un viaje o un desayuno de trabajo, puede ocurrir que sólo tenga a su disposición *croissants* o *brioches.* No dude en tomarlos si la ocasión es excepcional y si le apetece.

Si ha hecho una buena FASE I, su páncreas debería ser capaz de soportar una hiperglicemia sin desencadenar por ello un hiperinsulinismo y una hipoglicemia como reacción. No debería haber más desfallecimientos a las once.

En cambio, si elige usted a veces el desayuno prótido-lipídico salado, continúe sin consumir pan, es una costumbre que no debe perder jamás. Volveremos a hablar de este tema a propósito de la comida.

Si en la FASE II se puede aceptar la desviación excepcional que consiste en comer un *croissant* o un *brioche,* en cambio no se debe ir nunca contra la regla de la fruta o zumo de frutas que, en principio, deben consumirse siempre antes del desayuno. No hay que confundir desviación con error.

La comida

Si la comida es excepcional (comida de negocios, celebración familiar, etc.), puede ir precedida de un eventual aperitivo. No lo hemos mencionado antes porque estaba excluido de la FASE I.

1. El aperitivo

A propósito del aperitivo hay varios principios importantes que deben respetarse.

En primer lugar, en lo que concierne a su naturaleza. Debe tener la menor cantidad de alcohol posible. Por esto hay que preferir los alcoholes naturales de fermentación y condenar los alcoholes de destilación, que son productos menos asimilables para el organismo. Por lo tanto, conviene abandonar los alcoholes duros del tipo whisky, ginebra, vodka, etc.

El hecho de que se sienta la necesidad de tomarlos indica que se está en un proceso alcohólico. Esto explica que los aficionados a los alcoholes duros los tomen sin agua y en ayunas.

Como están más o menos en estado de hipoglicemia, el alcohol hará subir provisionalmente su glicemia, dándoles la impresión fugitiva de un latigazo.

Esta práctica favorece también los accesos de cansancio, tan frecuentes después de las comidas.

Es pues preferible beber vino o mejor aún cava, champán o un equivalente.

La moda del vino en el aperitivo, que consiste en servir un vino blanco afrutado, o esos excelentes sustitutos que son el Jerez seco o fino, o el moscatel o el Málaga, es una práctica que debe alentarse.

Pero, por favor, suprimamos para siempre la deplorable costumbre que consiste en añadirle a un vino blanco, o peor aún a un cava, un licor destinado, en la mayoría de los casos, a enmascarar su mediocre calidad. El kir debería estar prohibido en todas sus formas, aunque la medida disgustara a su difunto inventor, el canónigo que le dejó su nombre.

Sabemos que licor es igual a azúcar, y que azúcar más alcohol conducen infaliblemente a la hipoglicemia, es decir, a un gran desfallecimiento.

Todos los ponches, oportos y sangrías deben considerarse con la misma prevención. Son la bebida ideal para que quede usted atontada y con piernas paralizadas para el resto del día o de la velada.

Otro principio muy importante que debe aplicarse en todas las ocasiones: ¡no beber absolutamente nada en ayunas! Solamente agua. Si está usted de acuerdo con los principios de este libro, si se convierte usted en un adepto, luche a nuestro lado para imponer este precepto y sobre todo para hacer cambiar las costumbres de los profesionales.

Las costumbres sociales imponen que primero se sirva la bebida y que, mucho después, se sirva la comida, que a menudo es una verdadera sorpresa. En el mejor de los casos, lo que nos presentan está compuesto exclusivamente de malos glúcidos.

Si la lectora tuviera que retener de este libro un solo principio, debería ser el de no beber jamás ninguna clase de bebida alcohólica en ayunas. Desdeñarlo equivale a desencadenar infaliblemente una pequeña catástrofe metabólica.

Por lo tanto, hay que comer antes de beber alcohol. Comer sí, pero no comer cualquier cosa.

Para evitar que el alcohol pase directamente a la sangre después de una metabolización directa, es importante cerrar primero el estómago a nivel del píloro, que es un esfínter situado entre la salida del estómago y el inicio del intestino delgado. Para esto conviene comer proteínas y lípidos, cuya lenta digestión hace que el estómago permanezca cerrado.

Proponemos que antes de tomar una bebida alcohólica se coma unos tacos de queso (el gruyere puede ir muy bien) o unas rodajas de salchichón o de longaniza.[2] Incluso puede considerarse que este principio de bolo alimenticio, bloqueado en el estómago, ayudará, de alguna manera, a neutralizar el poco alcohol bebido, absorbiéndolo en parte.

Al tapizar el estómago, los lípidos pueden contribuir a evitar, o al menos a limitar, la absorción del alcohol a través de sus paredes. Por esta razón se pretende disminuir el efecto del alcohol bebiendo antes una cucharada de aceite de oliva.

2. El vino

Como dice el doctor Maury, *«el vino se ha dejado encerrar en un gueto, el de las bebidas alcohólicas»*.[3]

Hay pues que lamentar que en numerosos casos se haya preferido tomar zumos de frutas sintéticos azucarados, cuyas consecuencias sobre el metabolismo son a menudo peores.

2. Excluya las salchichas corrientes porque tienen muchos aditivos.
3. Doctor Maury, *La médicine par le vin*, Ediciones Artulen (París).

Bebido en cantidad razonable (alrededor de dos o tres vasos por día en las comidas), el vino es una bebida excelente, porque es a la vez digestivo, tónico, analérgico y bactericida. Por otra parte, contiene una cantidad importante de oligoelementos.

Al igual que ocurre en el aperitivo, el vino no es responsable de las somnolencias que siguen a las comidas, sino la manera como se bebe. Cuando no se toma un aperitivo y se sienta uno a la mesa en un restaurante, lo primero que hace el camarero, una vez elegidos los platos, es traer el vino, descorcharlo y llenar el vaso de cada comensal.

Si se bebe, y en general nos sentimos tentados a hacerlo, nos encontraremos en el mismo caso que con el aperitivo.

Una de dos: o esperamos a que nos sirvan la comida o pedimos algo para comer mientras (queso, salchichón, aceitunas) para cerrar el píloro.

Así que hay que esperar a haber comido el entrante para empezar a beber vino.

Cuanto más esperemos, mejor será, porque el estómago estará más lleno y los efectos negativos del alcohol se dejarán sentir menos.

Lo ideal, pues, sería no tocar la copa de vino hasta la mitad de la comida.

Si respeta esta práctica, no solamente no sentirá somnolencia después de las comidas, sino que digerirá mejor.

Beber vino en las comidas implica, como ya hemos indicado, que las cantidades, siempre razonables, sean proporcionales a las de los alimentos ingeridos antes.

Si se bebe alternativamente vino y agua, cuando ésta se bebe después de aquél, puede diluirlo y aumentar la velocidad de metabolización del mismo, mientras que, sin la presencia del agua, podría haber seguido formando parte del bolo alimenticio y ser absorbido junto con él, durante la digestión.

Por lo tanto, se puede llegar a la conclusión de que hay que elegir entre tomar agua o vino en las comidas y que no es aconsejable beber agua después del vino.

3. El pan

Incluso en la FASE II es aconsejable seguir respetando el principio de suprimir el pan en las dos comidas principales.

El pan debe limitarse al desayuno. Su lugar en la alimentación cotidiana debe limitarse a esta hora del día. Ríndale culto porque lo merece. Coma cuanto quiera. Recorra kilómetros para poder comprarlo. Fabríqueselo usted misma si es necesario. Continúe venerándolo como un alimento especial, pero olvídelo en las otras dos comidas.

La supresión del pan en las dos comidas principales sigue siendo una cuestión de principios. Si ha sido usted capaz de pasarse sin él durante la FASE I, hay que seguir y no recaer, salvo en casos excepcionales (desviaciones).

El pan es como el cigarrillo, cuando uno se desacostumbra, no hay que volver atrás, de lo contrario comienza de nuevo la escalada.

Habrá podido usted observar a su alrededor cómo antiguos fumadores que habían dejado el tabaco durante mucho tiempo empezaron a fumar progresivamente de nuevo. Después de un largo período de abstinencia, que provocó la admiración de sus allegados, se fuman un buen día un gran puro (el puro no tiene nada que ver con el cigarrillo, dicen).

Más tarde, al no tener siempre grandes puros a su disposición, aceptan puros más pequeños, después *señoritas*.

Pero llega el día en que tampoco pueden conseguir *señoritas y* caen de nuevo en el cigarrillo.

El pan, incluso el integral, da pesadez a la comida, cargada de lípidos.

Compruébelo usted misma. Haga una comida compuesta por ejemplo de dos entrantes, un plato principal, queso e incluso postre. Si respeta los principios de nuestro método tanto en la composición de los platos como en la manera de beber el vino, llegará al final ligera como una pluma y, a pesar de la importante cantidad de comida que haya ingerido, tendrá una digestión sin problemas y no sentirá somnolencia en absoluto.

Una o dos rebanadas de pan tomadas en una comida como ésta le darán una desagradable sensación de pesadez y perturbarán la digestión.

Por nada del mundo quiera correr el riesgo de volver atrás.

Si hay algo que debe prohibirse y condenarse con toda firmeza, es la deplorable costumbre que tiene mucha gente, cuando se sienta a una mesa, de lanzarse (obligados por la hipoglicemia) sobre el pan y eventualmente sobre la mantequilla.

Con la copa de vino o del aperitivo en ayunas, se le ha ido a usted el 50% de su vitalidad para el resto del día.

LAS DESVIACIONES

Cuidar la alimentación es cuidar el equilibrio ponderal, es cuidar del resultado, pero también de las desviaciones. Es decir, que si se aplican los principios de nuestro método con una cierta constancia, puede uno permitirse alguna desviación de vez en cuando, sin ningún perjuicio para los resultados generales obtenidos.

Puede ser un *soufflé* que contenga un poco de harina blanca, unas pastas frescas que aparecen por sorpresa acompañando un plato o incluso un molde pequeño de arroz blanco.

Pero la desviación se hará con más frecuencia en el postre. Porque de la misma manera que resulta fácil evitar algunos alimentos en el entrante o en el plato, dejándolos discretamente de lado cuando estamos invitados, resulta muy difícil rechazar categóricamente un postre que puede ser a la vez azucarado y contener harina blanca. Una vez no crea costumbre.

En cambio, hay que evitar las desviaciones continuas que podrían llevarnos progresivamente a readquirir las antiguas costumbres.

Si le gustan las patatas y sufre por no poder comerlas, tómelas de vez en cuando. Pero, como sucede con todos los alimentos hiperglicemiantes, es importante acompañarlas con fibras para limitar la subida de la glicemia. Si le gustan tanto las patatas fritas como para convertirlas en una desviación, sobre todo no las coma con carne, cómalas con la ensalada. Incluso puede hacer una comida compuesta solamente por ensalada y patatas fritas. En cierta manera limitará los daños.

Con las zanahorias ocurre lo mismo. Si desea comerlas, acompáñelas siempre con un alimento que contenga muchas fibras.

En la FASE I, los únicos acompañamientos aceptados eran los glúcidos de índice glicémico muy bajo, que contienen poca glucosa y mucha fibra.

Durante la FASE II se pueden acompañar las carnes y

pescados con glúcidos de índice glicémico bajo (arroz completo, pastas integrales, lentejas, judías secas...). El cerdo con lentejas o la pierna de cordero con habichuelas se considerarán pequeñas desviaciones. Pero también se puede, a condición de que sea excepcional, permitir una *gran* desviación que corresponderá a un acompañamiento de índice glicémico elevado (arroz blanco, patatas).

En la FASE I había alimentos que debían contemplarse con cierta reserva, sobre todo por quienes tenían muchos kilos que perder. Por ejemplo, las ostras, las cigalas o el *foie gras,* que no tienen ahora ninguna restricción.

Por lo que concierne a las frutas, en la FASE II se seguirán consumiendo, naturalmente en ayunas, aunque se puede hacer una excepción con la fruta roja: fresas, frambuesas y moras. Estas frutas pueden tomarse al final de la comida, incluso con nata montada sin azúcar, porque no ponen en peligro la digestión provocando una fermentación intempestiva.

LA CENA

Los principios generales definidos para la cena de la FASE I siguen siendo válidos para la FASE II, con la diferencia de que, eventualmente, podrán realizarse en la cena ciertas desviaciones en lugar de hacerlo en la comida. Pero, atención, esto no significa que puedan cometerse desviaciones importantes en cada comida del día.

En este sentido, la regla básica de una buena gestión es precisamente aceptarlas o evitarlas espaciándolas en el tiempo. Demasiadas desviaciones en un día amenazan con traerle malos recuerdos durante las veinticuatro horas siguientes, con un retorno al cansancio, al desfallecimiento y a la somnolencia a los que ya se había desacostumbrado, sin contar naturalmente con el aumento de peso.

Tome la decisión de no aceptar nunca una desviación si en contrapartida no le aporta un verdadero placer. Rechace por ejemplo, todos los caramelos o las barras de chocolate que se venden en los supermercados.

La desviación debe ser siempre una concesión a la calidad o a la gastronomía.

Acepte un suculento *croissant* hecho con mantequilla por un artesano pastelero. Rechace categóricamente los infames productos industriales que se venden en las pastelerías de los vestíbulos de las estaciones.

DEL BOCADILLO INTEGRAL AL *FAST-FOOD* DIETÉTICO

Si tiene a su disposición pan integral, puede pensar en hacerse un bocadillo con carne sin grasa, salmón ahumado o vegetales. A condición de que sea una excepción.

También se podría intentar una «restauración rápida», cuyos principales platos (pizzas, tartas, panecillos...) estuvieran fabricados con harinas sin refinar o con productos biológicos.

En este caso, la «nueva hamburguesa» sería aceptable siempre que se le restituyeran sus fibras y sus minerales, se las privara de azúcar, de la mayor parte de las grasas saturadas y de los residuos de pesticidas.

El tentempié biodietético del futuro podría conseguir conciliar los hijos del progreso con los nostálgicos de la manera de alimentarse de los abuelos.

Preocuparse por los resultados es preocuparse por la alimentación. Pero este nuevo enfoque de la nutrición, por revolucionario, natural y realista que sea, no debe nunca dar lugar a comportamientos excesivos.

Es condenable comer cualquier cosa, en cualquier lugar

y de cualquier manera, a merced de las facilidades y los reclamos mercantiles y la más absoluta despreocupación, ya que se trata de un comportamiento irresponsable.

Pero el mismo tipo de reprobación merecería el convertirse en un obseso de la calidad nutricia de la alimentación o en un paranoico del cultivo biológico, porque sería caer en el otro extremo.

La nueva conciencia adquirida en materia de nutrición no justifica que se compre exclusivamente en tiendas dietéticas, que por otra parte tampoco ofrecen todas las garantías. Tampoco obliga a rechazar las numerosas ventajas de la sociedad moderna, incluidas las del consumo.

Sobre todo, debe conducir a cada uno a un mayor discernimiento en la elección de los alimentos que, a partir de ahora, debe realizarse desde una óptica más saludable.

La calidad de los alimentos que comemos, al igual que la salubridad del aire que respiramos, condicionan nuestro estado de salud.

De la misma manera en que procuramos cambiar de aires para oxigenarnos mejor, disfrutemos de la gran diversidad de alimentos, busquemos en la alimentación el deleite del paladar y el placer de comer, descubramos de nuevo la variedad de gustos que habíamos perdido, cultivemos el sentido sagrado de la gastronomía y respetemos lo auténtico, lo natural, el puro producto de nuestra buena y vieja tierra nutricia.

La puesta en práctica de la fase II

Es más delicado manejar la FASE II que la FASE I, puesto que sus principios son menos estrictos. No hay, como en la FASE I, cosas que no pueden hacerse y cosas que deben hacerse. Es mucho más sutil. Se puede hacer todo a condición de no hacerlo demasiado. Se debe rechazar la exageración. Lo que tiene que quedar claro es que, después de haber obtenido resultados positivos en el adelgazamiento y de haber recobrado vitalidad, no se puede volver a las viejas costumbres alimentarias. En caso contrario, como las mismas causas producen los mismos efectos, tendremos todas las probabilidades de que regresen los kilos de más y los desfallecimientos.

Esto significa que habrán de conservarse siempre los principios básicos de la FASE I, pero quizá aplicarse con menos rigor.

En la FASE I no se podía permitir ninguna desviación. La FASE II es precisamente la de las desviaciones.

Pero hay que manejarla correctamente, es decir, no perder nunca de vista que los principios de la FASE I, con algunas correcciones, deben seguir siendo básicos.

La FASE II es una fase de libertad, pero no de cualquier libertad. En realidad es una libertad vigilada que debe convertirse en una segunda naturaleza.

El manejo de las desviaciones es todo un arte, pero puede también lograrse aplicando algunas reglas. Como saben, hay pequeñas desviaciones y grandes desviaciones.

Las pequeñas desviaciones son las siguientes:

- una copa de vino o de cava como aperitivo después de haber comido queso, salchichón, aceitunas...
- dos copas de vino durante la comida
- un postre endulzado con fructosa (*mousse* o fruta) o un postre de chocolate amargo rico en cacao[4]

4. Ver *Las recetas de Michel Montignac* (Muchnik Editores), que ofrece postres de «poca desviación» y postres de «muy poca desviación».

— un plato de buenos glúcidos con grasa vegetal (un plato de lentejas con un chorrito de aceite de oliva, un plato de judías secas con carne magra)
— una tostada integral con *foie gras* o salmón
— una rebanada de pan integral con queso.

Las grandes desviaciones son las siguientes:

— una copa de aperitivo + tres copas de vino en una misma comida
— un entrante que contenga un mal glúcido *(soufflé, quiche,* hojaldre)
— un plato principal que contenga un mal glúcido (arroz blanco, pastas blancas, patatas)
— un postre que contenga un mal glúcido (azúcar, harina blanca).

En realidad todas las desviaciones son posibles, pero hay que comprender que todas las pequeñas desviaciones se encajarán relativamente bien si el organismo ha hecho una buena FASE I y se mantiene continuamente en ella. También podrán asimilarse las grandes desviaciones a condición de que sean razonablemente espaciadas.

El fiel de la balanza debe servir de indicador para decidir las correcciones. Si se vuelve a aumentar de peso puede ser por dos razones. Porque el páncreas no haya encontrado aún un nivel de tolerancia aceptable, o porque la frecuencia de las desviaciones es demasiado elevada. Con un poco de sentido común, se pueden tomar las medidas apropiadas para solucionarlo.

En realidad, manejar las desviaciones es mucho más fácil en la práctica de lo que parece en teoría.

Porque la consecuencia de un exceso de desviaciones

no se manifiesta solamente por el riesgo de aumentar de peso.

Generalmente las desviaciones alimentarias se ponen de manifiesto en la forma, la resistencia, en una palabra, en la vitalidad. En cuanto que se ha pasado el límite de lo tolerable, se aprecian tan claramente las consecuencias sobre el organismo, que automáticamente se toman casi por instinto las medidas de corrección.

REGLAS GENERALES DE LA FASE II

1. *No cometer nunca más de dos pequeñas desviaciones en la misma comida.*

Ejemplo:

ACEPTABLE	NO ACEPTABLE
2 copas de vino 1 *mousse* de chocolate > 70% de cacao	1 aperitivo 2 copas de vino 1 cerdo con lentejas

2. *No hacer nunca más de una comida con una pequeña desviación por día.*

Lo que significa que una de las dos comidas será una prolongación de la FASE I.

3. *No hacer nunca más de una comida de cada tres que contenga una gran desviación y una comida de cada cuatro que contenga una gran desviación y dos pequeñas desviaciones.*

Ejemplo:

COMIDA CON UNA GRAN DESVIACIÓN	COMIDA CON UNA GRAN DESVIACIÓN Y UNA PEQUEÑA DESVIACIÓN
Aguacate Merluza, brécol Tarta de manzana** 1 copa de vino	Ostras Pierna de cordero con habichuelas* Profiteroles** 3 copas de vino

EJEMPLOS DE MENÚS DE LA FASE II

1.er Día

Desayuno
Fruta
Pan integral + mermelada sin azúcar
Margarina ligera
Café descafeinado
Leche descremada

Comida
Aguacate con vinagreta
Bistec con judías verdes
Natillas
Bebida: dos copas de vino*

Cena
Sopa de verduras
Tortilla de champiñones
Ensalada verde
Requesón
Bebida: agua

* Pequeña desviación; ** Desviación importante.

2.° *Día*

Desayuno	Zumo de naranja Cruasán + brioches** Mantequilla Café + leche*
Comida	Verduras crudas (tomates + pepinos) Filete de merluza a la plancha Espinacas Queso Bebida: solamente una copa de vino
Cena	Alcachofas vinagreta Huevos revueltos con tomate Ensalada verde Bebida: agua

3.er *Día*

Desayuno	Fruta Pan integral Mantequilla ligera Café descafeinado Leche descremada
Comida	Aperitivo: algo para picar y una copa de vino blanco* Salmón ahumado Pierna de cordero con habichuelas Ensalada verde Queso

	Mousse de chocolate* Bebida: 3 copas de vino**
Cena	Sopa de verduras Tomates rellenos (ver *Las Recetas de Michel Montignac)* Ensalada verde Requesón con 0% de materias grasas Bebida: agua

4.° Día

Desayuno	Huevos revueltos Beicon Salchicha Café o descafeinado + leche
Comida	Una docena de ostras Atún a la parrilla con tomate Tarta de fresas** Bebida: 2 copas de vino*
Cena	Sopa de verduras Coliflor gratinada Ensalada verde Yogur Bebida: agua

5.° Día

Desayuno	Zumo de naranja Cereales o requesón con 0% de materias

	grasas
	Café o descafeinado + leche descremada
Comida	*Foie gras*
	Salmón parrilla + espinacas
	Fondant de chocolate amargo**
	Bebida: 3 copas de vino**
Cena	*Soufflé* de queso*
	Cerdo con lentejas**
	Queso
	Islas flotantes**
	Bebida: 3 copas de vino**

6.° Día

Desayuno	Pan integral
	Requesón con 0% de materias grasas
	Café descafeinado + leche descremada
Comida	Verduras crudas
	(pepino, champiñones, rábanos)
	Merluza al vapor en salsa de tomate
	Queso
	Bebida: agua, té o tisana

NOTA: el 5.° día se da solamente a manera de ejemplo. En ningún caso significa una recomendación, sobre todo en lo que se refiere a la cantidad de vino, que es excesiva puesto que seis copas exceden en mucho el medio litro, que se considera ya como un máximo que no debe sobrepasarse en un día. Por lo tanto, esta clase de desviación deberá ser muy excepcional.

Cena	Sopa de verduras Jamón cocido Ensalada verde Yogur

7.° Día

Desayuno	Pan integral Requesón con 0% + mermelada sin azúcar Café o descafeinado Leche desnatada
Comida	Ensalada de endivias Chuleta de ternera con judías verdes Fresas + nata montada sin azúcar Bebida: 1 copa de vino
Cena	Fruta: 1 naranja 1 manzana 1 pera 150 g de frambuesas Bebida: agua

8.° Día

Desayuno	Pan integral Mantequilla ligera Café o descafeinado Leche descremada

Comida	Cocktail de gambas Atún + berenjenas Ensalada verde Queso Bebida: 2 copas de vino*
Cena	Sopa de verduras Lentejas Fresas Bebida: 1 copa de vino

VI

EL CANSANCIO: ¿Y SI SE DEBIERA A LA ALIMENTACIÓN?

Si alguna vez consulta a un médico sobre un problema de cansancio, es improbable que le pregunte sobre su alimentación y más improbable aún que se esfuerce en averiguar las posibles carencias en vitaminas y en sales minerales.

También hay pocas probabilidades de que intente buscar qué clase de tendencias alimentarias pueden provocar directa o indirectamente sensibles descensos de tono vital, generales o pasajeros.

LA HIPOGLICEMIA: ¡DEMASIADO SENCILLO PARA PENSAR EN ELLO!

De repente, un automovilista se ve obligado a detenerse al borde de la carretera. Su coche, casi nuevo y bien cuidado, está averiado.

Se hace remolcar hasta el taller más cercano, donde lo examinan detenidamente, pero sin ningún resultado, puesto que nada puede explicar la avería. Lo envía al concesionario y allí se plantean toda clase de hipótesis, a cual más exagerada. Se desmonta, se decide cambiar las piezas esenciales, se monta de nuevo: ¡nada! Finalmente se descubre el enigma: el coche no tenía gasolina.

El diagnóstico de la hipoglicemia es un poco como el de la falta de gasolina: es demasiado simple para pensar en ella.

En la Edad Media, una parte de la población comenzó a amontonarse en las estrechas callejuelas de las ciudades, llenas de restos de basura y de excrementos, entre los que bullían los cerdos, pululaban las ratas y zumbaban las moscas.

La peste, la lepra, el tifus, el cólera y la disentería diezmaron al pueblo durante siglos hasta que a alguien se le ocurrió que podía existir una relación causa efecto y que el hecho de adoptar algunas medidas higiénicas podía resultar saludable. Aquellos terribles azotes fueron considerados como enfermedades de la civilización como lo fueron un poco más tarde la viruela, la tuberculosis o la sífilis.

Si se hace actualmente la lista de las enfermedades de la civilización moderna, no pueden dejar de anotarse, entre otras, la diabetes, el cáncer, las enfermedades cardiovasculares y, recientemente, el sida.

Pero hay otra que, aun siendo muy característica de nuestra época, a menudo se olvida: la hipoglicemia.

Incluso admitiendo que es una afección de la que uno no muere, puede afirmarse de ella que impide dramáticamente vivir a los que la padecen.

1. Glicemia: hiper o hipo

En los capítulos precedentes hemos visto que la glucosa era el carburante del organismo, necesaria para el funcionamiento de los músculos y sobre todo del cerebro.

Su ausencia provocaría la muerte; su insuficiencia puede manifestarse de diferentes maneras, sobre todo en la fatiga.

Sabemos que la glucosa transita por la sangre y que su nivel medio, en ayunas, es aproximadamente de un gramo por litro de sangre.

Para mantener su porcentaje a este nivel ideal, el organismo recurre sucesivamente a dos fuentes de abastecimiento:

— el glicógeno, que se almacena en el hígado y en el tejido muscular
— la neoglucogénesis, que corresponde sobre todo a una transformación de grasa en glucosa.

Cuando el porcentaje de azúcar (glucosa) aumenta, cosa que ocurre después de la absorción de glúcidos, estamos ante la hiperglicemia. Cuando disminuye, es decir, cuando es inferior a 0,60 g/l, estamos ante la hipoglicemia.

2. Un síntoma puede enmascarar a otro...

Si se toma un desayuno compuesto por buenos glúcidos, es decir, por glúcidos de índice glicémico bajo, la glicemia aumentará de manera razonable, por ejemplo hasta 1,25 g/l y, bajo la acción de una débil secreción de insulina, volverá a bajar progresivamente hasta un nivel ligeramente superior a su valor normal, para estabilizarse de nuevo rápidamente a 1 g/l.

En cambio, si el desayuno está formado por malos glúcidos (pan blanco, miel, confitura, azúcar...), el pico glicémico podrá elevarse, por ejemplo, hasta 1,80 g/l. En este caso, la secreción pancreática de insulina será importante, incluso desproporcionada, si el páncreas no está en buen estado.

De esta manera, el hiperinsulinismo hará bajar anormalmente la glicemia, puesto que ésta podrá descender hasta 0,45 g/l, provocando como consecuencia una hipoglicemia alrededor de unas tres horas después de la ingestión.

Cuando la glicemia baja brutalmente, el paciente puede sufrir perturbaciones tales como palidez, palpitaciones, sudores, angustia, temblores, o súbitas y enormes ganas de comer. En último extremo, puede perder el conocimiento: es el clásico malestar hipoglicémico.

Si se consulta a un médico, éste no tendrá ninguna dificultad para formular su diagnóstico y dará los consejos apropiados para evitar que el caso se repita, probablemente después de haber efectuado un chequeo destinado a eliminar cualquier probabilidad de afección grave.

La mayor parte de los individuos a los que se les diagnostica una hipoglicemia tiende a creer que, si está en ese estado, probablemente necesita azúcar. Y lo que ocurre es exactamente lo contrario. Por ejemplo, si el malestar se produce al final de la mañana, es muy posible que sea debido a una absorción excesiva de «malos» glúcidos en el desayuno, que habrá consistido esencialmente en alimentos hiperglicemiantes.

En otras palabras, si a las once de la mañana se está en estado de hipoglicemia, es porque a las ocho se estaba en hiperglicemia. Éste es el motivo de que se conozca esta afección como hipoglicemia de reacción. Paradójicamente, el abuso de azúcar provoca un déficit, como consecuencia del aumento de secreción de insulina. Un síntoma puede enmascarar a otro.

3. La hipoglicemia funcional

Lo más frecuente es que la glicemia descienda progresivamente y dé entonces síntomas más triviales, que se prestan menos fácilmente a un diagnóstico: dolores de cabeza, bostezos, desfallecimiento, falta de concentración, fallos de la memoria, trastornos de la vista, escalofríos, y también, según los individuos, irritabilidad y agresividad.

Las mujeres parecen ser más sensibles y manifiestan algunos de los síntomas de una manera más evidente: por ejemplo, los escalofríos. En las oficinas es corriente observar que, al final de la mañana, las mujeres sienten la necesidad de «ponerse algo encima» cuando la temperatura no ha cambiado en absoluto.

En el círculo familiar o profesional, es fácil comprobar cómo ciertas personas se vuelven progresivamente nerviosas, inestables e incluso agresivas a medida que se acerca la hora de su comida habitual.

En cuanto a los bostezos y otras muestras de somnolencia, que no dejan de amenizar a los participantes de reuniones en las empresas, son también signos evidentes de lo mismo.

Una encuesta realizada en Francia sobre los accidentes en las autopistas ha demostrado que más de un 30% se produjeron por una pérdida de atención como consecuencia de un descenso de la glicemia.

También los directores de personal saben que los accidentes de trabajo son siempre más numerosos, tanto en las fábricas como en la manipulación de máquinas, en determinadas horas del día.

Generalmente se relacionan con una disminución de la

atención, la cual se relaciona a su vez con una disminución anormal de la glicemia.

Con frecuencia, los síntomas de hipoglicemia forman parte de las quejas de los pacientes que consultan a sus médicos, creyendo ser víctimas de fatiga crónica o de insuficiencia circulatoria cerebral. En realidad no son más que la consecuencia indirecta de malos hábitos alimentarios: demasiado azúcar, demasiado pan blanco, demasiadas patatas, demasiadas pastas y arroz blanco, y demasiada poca cantidad de fibras.

Durante mucho tiempo se creyó que solamente las personas que tenían tendencia a engordar podían ser víctimas de hipoglicemia, pero los estudios realizados han demostrado que todo el mundo, incluidos los delgados, pueden padecerla. La diferencia se da solamente en relación al metabolismo. Unos engordan y los otros no.

Sabiendo esto, se comprende que es una estupidez comer un mal glúcido cada vez que se está en hipoglicemia, cosa que se advierte por la sensación de hambre y el desfallecimiento.

Las industrias de la alimentación se dedican a explotar este jugoso mercado ofreciendo las famosas barras pseudochocolateadas, que contienen más de un 80% de azúcares y otros compuestos de glucosa.

En su publicidad casi descaradamente engañosa, algunas marcas llegan incluso a hablar de «poner en forma», mientras otras prometen un fulminante despegue, que en realidad no es más que el inicio de un nuevo ciclo (hiper/hipo), manera ideal de hacer caer al cliente en un verdadero círculo vicioso.

Consumir golosinas, sobre todo entre las comidas, no sirve más que para mantener o agravar la situación.

Por otra parte, la subida de la glicemia es tan rápida como su descenso.

Éste es el ciclo infernal en que se encuentran todos los que tienen el vicio de «picar» entre comidas. El estadio extremo es naturalmente el que tanto gusta a los norteamericanos, que se pasan el día comiendo y bebiendo alimentos hiperglicemiantes (coca-cola, hamburguesas, patatas fritas, *popcorn*...), con las consecuencias hipoglicémicas secundarias que todos conocemos. Si se detienen, puede ser dramático, porque están inmersos en un sistema de dependencia total.

Los médicos norteamericanos saben quiénes son los llamados *«carbohydrates cravers»,* es decir, los «toxicómanos del mal glúcido». En Estados Unidos existe incluso toda una literatura para demostrar la estrecha relación entre la dependencia extrema del azúcar y la violencia.

Numerosos estudios, realizados sobre todo en las penitenciarías, han demostrado que la mayor parte de los delincuentes eran hipoglicémicos crónicos. Algunos autores llegan a suponer que lo que explica la mayor criminalidad entre los negros es que la miseria los obliga a una alimentación aún más hiperglicemiante que la de los blancos. El hecho de que haya más obesos entre ellos tiene la misma explicación.

Por otra parte, es necesario saber que la hipoglicemia es una de las manifestaciones más palpables del alcoholismo.

Cuando se toma una bebida alcohólica en ayunas, pasa directamente a la sangre y se manifiesta de inmediato por una subida de la glicemia. Esta última genera automáticamente una importante secreción de insulina que provocará una hipoglicemia de reacción.

Ahora bien, el alcohol, sobre todo en un alcohólico, impide la liberación de la glucosa almacenada en el hígado (glicógeno), debilitando así las posibilidades de la neoglicogénesis.

Así pues, una de dos, o el alcohólico sigue en estado de hipoglicemia, cosa que le resulta físicamente insoportable, o toma una nueva cantidad de alcohol para salir del bache. El lenguaje popular es muy significativo cuando habla de «estimulante».

En efecto, la nueva copa de alcohol estimulará la glicemia y provocará un inmenso alivio al bebedor. Se comprende ahora que, para desacostumbrar a un alcohólico, es un caro error hacerle beber zumos de frutas o bebidas azucaradas en lugar del alcohol, porque mientras no se corte la hipoglicemia crónica, el individuo se encontrará en peligro de recaer en cualquier momento.

Los adolescentes que en cierta manera «carburan» a base de coca-cola o de otras bebidas azucaradas se encuentran en realidad dentro del mismo círculo vicioso «hiper/hipo», lo cual probablemente explique por qué nunca habían sido tan linfáticos y perezosos como en la actualidad.

Lo más grave es que, como han demostrado científicos norteamericanos y franceses, el adolescente que haya abusado durante años de bebidas hiperglicemiantes se halla muy bien dispuesto para pasar sin transición al alcoholismo.

Como nos decía un médico universitario de Washington, esto es lo que explicaría el dramático recrudecimiento del alcoholismo en los campus norteamericanos.

En Francia son legión los adolescentes que a los quince años han coleccionado ya unas cuantas borracheras, y los educadores lo saben perfectamente. Se cuenta que, en una pequeña ciudad de provincia en la que hay un internado privado, los miércoles por la noche el coche celular se dedica a devolver al colegio a jóvenes estudiantes en estado de ebriedad avanzada.

En el mejor de los casos, se contentan con echar tierra al asunto. Pero si alguien se atreviera a desenmascarar al verdadero responsable, es decir, «la desviación alimentaria de nuestra sociedad», no cosecharía más que risas burlonas y encogimientos de hombros.

Esto no impide que la «sed de hoy en día», la de nuestra juventud, la de la gente del mañana, se siga aplacando con bebidas que crean una verdadera dependencia y que los *cocadólares* puedan blanquearse impunemente en publicidades de prestigio o en geniales estrategias de márketing.

El desfallecimiento que sigue a las comidas (la somnolencia posprandial) es una verdadera obsesión para todos los que trabajan.

Y resulta que esta somnolencia posprandial, como la llaman los médicos, es un signo externo de hipoglicemia. Y ésta es la consecuencia directa de la manera deplorable con que se organiza la comida, cuya demostración más aberrante es el «sándwich-cerveza».

Contrariamente a lo que mucha gente piensa, la causa de la somnolencia no es forzosamente el vino, sino la manera en que lo bebe la mayoría de las personas: en ayunas. Por otra parte, hay que saber que el alcohol potencia el efecto de los azúcares, lo que explica que, bebido con alimentos hiperglicemiantes (pan blanco, patatas, pastas, pizza...), genere más rápidamente una hipoglicemia. Por este motivo, no hay nada mejor para que le flojeen a uno las piernas como un kir, una cerveza o un whisky con coca-cola, sobre todo tomado en ayunas.

Debemos tener presente que una gran parte del cansancio, crónico o pasajero (desfallecimiento), de que es víctima una buena parte de nuestros contemporáneos, es consecuencia de las hipoglicemias que siguen a una mala alimentación.

Por otra parte, sabemos que también los factores emocionales pueden actuar sobre la glicemia y traducirse en falta de atención, provocada por la secreción anormal de adrenalina o de insulina implícitas en una hipoglicemia.

Antes de acabar este capítulo, es importante señalar que la noción de hipoglicemia (y sus síntomas) es relativa y está ligada a la sensibilidad individual.

Seguramente habrá observado usted que en una pieza donde reina una temperatura constante, algunos se tapan mientras otros se destapan. Esto significa que a igual temperatura, unos tienen frío mientras otros tienen demasiado calor.

De la misma manera, los dietistas han acabado por admitir que cada individuo tiene un sistema de termorregulación propio y que una ración alimenticia que satisface a una persona puede dejar hambrienta a otra.

Con la hipoglicemia ocurre lo mismo. Es decir, que la aparición de los síntomas es una noción biológica que varía de un individuo a otro.

Hay personas que están al borde del desmayo con 0,70 g/l de azúcar en la sangre, mientras que otros se sentirán perfectamente bien con 0,50 g/l. Por eso ha sido siempre difícil determinar a qué nivel paramétrico se sitúan los factores de iniciación.

Por otra parte, el malestar puede deberse, al principio, a una secreción de adrenalina, consecuencia del estrés. Si en ese momento se mide la glicemia, dará valores normales.

En cambio, unas horas más tarde, podrá ser baja y, por lo tanto, responsable del estado de fatiga.

La escuela científica moderna, esencialmente rigorista, cosa por la que no podemos dejar de felicitarla, tiene sin embargo el defecto de no aceptar un fenómeno como científicamente exacto hasta que no se ha podido verificar estadísticamente de la misma manera en una cantidad importante de sujetos, porque parte del postulado según el cual todos los individuos son idénticos. Lo que se verifica en uno debe verificarse forzosamente en otro.

En virtud de este principio básico, nunca se ha reconocido oficialmente la homeopatía, a la que por otra parte se reconoce como terapia eficaz en numerosas afecciones. Las autoridades médicas, por una razón de principio, incluso la rechazan, a pesar de que haya médicos que la practiquen.

En efecto, la homeopatía no puede someterse a ninguna «prueba» en la medida en que escapa al modelo clásico del control científico, puesto que, en virtud de su propia naturaleza, se basa en la sensibilidad individual. ¿Cómo se puede medir un campo con una balanza?

Actualmente, todo el mundo reconoce que la variación de la glicemia sanguínea explica la mayor parte de los síntomas que hemos definido, pero algunos se oponen aún por principio a establecer oficialmente la correlación, porque los valores de iniciación varían de un individuo a otro.

El sentido común, la observación y la experiencia acabarán por prevalecer.

LAS OTRAS CAUSAS DE LA FATIGA

1. Las malas elecciones en macronutrientes

La fatiga puede deberse a un aporte insuficiente de proteínas.

Un régimen demasiado restrictivo o mal equilibrado puede tener carencia de proteínas. Esta carencia relativa acarrea varias consecuencias:

— aumento de peso debido a trastornos metabólicos
— disminución del paquete muscular, que produce sensación de fatiga al menor esfuerzo
— retraso del crecimiento en los niños.

También un exceso de lípidos en las comidas puede traducirse por un descenso del tono vital.

Un exceso de grasas retrasa considerablemente la digestión, que puede durar cuatro o cinco horas, cosa que produce una sensación de pesadez gástrica desagradable y de somnolencia.

2. Las carencias en micronutrientes

También un déficit de vitamina B puede ocasionar fatiga. Esto se ve perfectamente en el alcohólico, la mujer encinta que vomita y el deportista.

Las vitaminas B, solubles en agua, desaparecen en el agua de cocción de las verduras y de las legumbres, por lo que convendría guardarla para hacer una sopa.

OTRAS CAUSAS DE FATIGA DEBIDAS A UNA CARENCIA EN NUTRIENTES:

— descenso de la tasa sanguínea de vitamina B debido a que se toma la píldora
— cantidad insuficiente de vitamina B_9 (o ácido fólico), cosa que ocurre en el caso de la mujer encinta y de los ancianos
— carencia de vitamina B_{12}, que se nota probablemente en los vegetarianos
— déficit de vitamina C, preocupante en fumadores o personas que no comen suficiente fruta y hortalizas (esta carencia favorece al mismo tiempo las infecciones y entorpece la absorción del hierro)
— cantidades insuficientes de magnesio, lo cual favorece la espasmofilia y nos hace más vulnerables al estrés
— carencia en hierro, muy frecuente en las mujeres, fuente de anemia, de infecciones y de cansancio
— carencia en antioxidantes (beta-caroteno, vitaminas C y E, zinc y selenio), que impide luchar eficazmente contra los radicales libres responsables de un envejecimiento precoz, de enfermedades cardiovasculares y de cánceres.

3. La mala administración de las bebidas alcohólicas

La manera como se bebe una bebida alcohólica puede incidir sobre la vitalidad. Por eso, no debemos beber nunca en ayunas una bebida que contenga alcohol, puesto que favorece las cefaleas, los vértigos y diferentes accidentes (de trabajo, de circulación) debido a la pérdida de atención. El exceso de alcohol durante las comidas produce los mismos trastornos.

Ante una misma cantidad de alcohol, la mujer manifiesta más sensibilidad porque sus enzimas son menos activas a nivel de hígado.

Como efecto secundario, el alcohol favorece la deshidratación debido al aumento de la diuresis y de la transpiración.

Y se sabe que una deshidratación del 1% disminuye en un 10% la fuerza muscular. Y si se alcanza a un 2%, la fuerza muscular se aminora en un 20%... Lo que, naturalmente, produce una sensación de fatiga anormal incluso sin haber realizado ninguna actividad física intensa.

4. La hipersensibilidad a la contaminación alimentaria

Aún no se conocen bien los efectos producidos en el organismo por la absorción crónica, durante decenas de años, de pesticidas, herbicidas, fungicidas, nitratos, residuos de antibióticos, plomo y mercurio.

Sin embargo, ya se han dado casos de intoxicación por beta-derivados de los despojos, alergias a determinados colorantes, sin hablar de las diarreas debidas a las salmonellas y de algunas contadas epidemias de listeriosis o de triquinosis. En todos los casos estudiados, el primer síntoma en aparecer fue la fatiga.

Por eso es importante elegir, de ser posible, alimentos procedentes de la agricultura biológica, porque son más ricos en micronutrientes y carecen de productos químicos indeseables.

CUADRO DE

VITAMINA	PAPEL	FUENTE
A retinol	Crecimiento. Visión. Estado de la piel.	Hígado, yema de huevo, leche, mantequilla; zanahorias, espinacas, tomates, albaricoques.
Provitamina A beta-caroteno	Protección contra las enfermedades cardiovasculares, el envejecimiento y los cánceres.	Zanahorias, berro, espinacas, mangos, melón, albaricoques, brécol, melocotones, mantequilla.
D calciferol	Mineralización del esqueleto y de los dientes. Metabolismo fosforocálcico.	Hígado, atún, sardina, yema de huevo, champiñones, mantequilla, queso, el sol.
E tocofenol	Acción antioxidante contra los radicales libres y protección de los ácidos grasos poliinsaturados. Protección cardiovascular y prevención de ciertos cánceres.	Aceites, avellanas, almendras, cereales completos, leche, mantequilla, huevos, chocolate amargo, pan completo.
K menadiona	Coagulación sanguínea.	Fabricada por las bacterias de colon. Hígado, col, espinacas, huevos, brécol, carne, coliflor.
B_1 tiamina	Funcionamiento neuromuscular. Metabolismo de los glúcidos.	Levadura seca, germen de trigo, cerdo, despojos, pescado, cereales completos, pan completo.

LAS VITAMINAS

RIESGOS ACRECENTADOS	SIGNOS DE CARENCIA
Tabaquismo. Alcoholismo. Anticoncepción oral. Hepatitis viral. Tratamiento por barbitúricos.	Trastornos de la visión nocturna. Sensibilidad a la reverberación. Sequedad de la piel. Intolerancia cutánea al sol Sensibilidad a las infecciones ORL.
Ausencia de exposición al sol, abuso de crema solar de protección total, personas mayores que no salen.	Niños: raquitismo. Personas mayores: osteomalacia (+ osteoporosis) = desmineralización ósea.
	Fatiga muscular, riesgo de accidentes cardiovasculares, envejecimiento cutáneo.
Tratamiento antibiótico de larga duración, abuso de laxantes, niños prematuros.	Accidentes hemorrágicos.
Alimentación hiperglicemiante, diabetes, alcoholismo, embarazo, tratamiento con diuréticos.	Fatiga, irritabilidad, trastornos de la memoria, falta de apetito, depresión, debilidad muscular.

CUADRO DE LAS

VITAMINA	PAPEL	FUENTE
B_2 riboflavina	Metabolismo de los glúcidos, lípidos y prótidos. Respiración celular. Visión.	Levadura seca, hígado, riñones, queso, almendras, huevos, pescado, leche, cacao.
PP o vitamina B_3 o niacina o ácido nicotínico	Aporte de energía por óxido reducción.	Levadura seca, salvado de trigo, hígado, carne, riñones, pescado, pan integral, dátiles, legumbres secas, flora intestinal.
B_5 ácido pantoténico	Interviene en numerosos metabolismos energéticos. Mantenimiento de la piel, de las mucosas y de los cabellos.	Levadura seca, hígado, riñones, huevos, carne, champiñones, cereales, leguminosas.
B_6 piridoxina	Metabolismo de las proteínas. Síntesis de la lecitina. Interviene en 60 sistemas enzimáticos.	Levadura seca, germen de trigo, soja, hígado, riñones, carne, pescado, arroz completo, aguacates, legumbres secas, pan completo.
B_8 o biotina o vitamina H	Participa en múltiples reacciones celulares.	Flora intestinal, levadura seca, hígado, riñones, chocolate, huevos, campiñones, pollo, coliflor, leguminosas, carne, pan completo.
B_9 ácido fólico	Metabolismo de las proteínas. Fabricación celular.	Levadura seca, hígado, ostras, soja, espinacas, berro, verduras, legumbres secas, pan completo, queso, leche, germen de trigo.

VITAMINAS ***(continuación)***

RIESGOS ACRECENTADOS	SIGNOS DE CARENCIA
Alcoholismo. Falta de consumo de productos lácteos o de quesos.	Dermatitis seborreica, acné rosácea, fotofobia, cabello frágil y sin brillo, lesiones: labios, boqueras.
Alcoholismo, tratamiento anti-Parkinson, régimen vegetariano, abuso de maíz.	Fatiga, insomnio, anorexia, estado depresivo, lesiones de la piel y de las mucosas.
Alcoholismo, abuso de conservas y de congelados.	Fatiga, dolores de cabeza, náuseas. Vómitos. Trastornos de carácter. Hipotensión. Ortostática. Caída de cabello.
Anticoncepción por la «píldora», alcoholismo.	Fatiga, estado depresivo, irritabilidad, vértigo, náuseas, lesiones de la piel, deseos de golosinas, dolores de cabeza debidos a los glutamatos.
Tratamiento antibiótico prolongado, abuso de huevos crudos.	Fatiga, falta de apetito, náuseas, fatiga muscular, piel grasa, caída de cabello, insomnio, depresión, trastornos neurológicos.
Alcoholismo, embarazo, personas mayores, numerosos medicamentos, cocción de los alimentos, anemia.	Fatiga, trastornos de la memoria, insomnio, estado depresivo, confusión mental (ancianos), retraso de cicatrización, trastornos neurológicos.

CUADRO DE LAS

VITAMINA	PAPEL	FUENTE
B_{12} cianocobalamina	Síntesis de los glóbulos rojos. Reacciones enzimáticas. Buen estado de las células nerviosas y de la piel.	Hígado, riñones, ostras, arenques, pescado, carne, huevos.
C ácido ascórbico	Papeles metabólicos múltiples en los tejidos y en las células (absorción del hierro). Caza los radicales libres. Formación del colágeno y del tejido conjuntivo. Formación de los anticuerpos. Síntesis de la carnitina. Lucha contra el estrés.	Bayas de escamujo, grosella negra, perejil, kiwis, brécol, verduras, frutos (agrios), hígado, riñones.

VITAMINAS ***(continuación)***

RIESGOS ACRECENTADOS	SIGNOS DE CARENCIA
Régimen vegetariano, carencia de cobalto.	Fatiga, irritabilidad, palidez, anemia, falta de apetito, trastornos del sueño, dolores neuro-musculares, trastornos de la memoria, depresión.
Tabaquismo, no consumo de frutas y verduras crudas, régimen macrobiótico, estrés, infección prolongada.	Fatiga, somnolencia, falta de apetito, dolores musculares, débil resistencia a las infecciones, ahogo rápido al esfuerzo.

VII

LA PREVENCIÓN DE LAS ENFERMEDADES CARDIOVASCULARES

Los ciudadanos modernos (los hombres mucho más que las mujeres) constituyen estadísticamente una población de alto riesgo en lo que concierne a las enfermedades cardiovasculares.

Cada año se cuentan en Francia alrededor de 110.000 infartos y 50.000 muertes debidos al ateroma coronario.

Sin embargo, aunque la cifra parezca elevada respecto a la población, Francia está en la cola del pelotón, justo antes de Japón, que ocupa el lugar más bajo. Es tres veces menor que en Estados Unidos, cuatro veces menor que en Finlandia (el país más expuesto) y está muy por debajo del Reino Unido, Canadá, Noruega y Alemania.

Si la hipercolesterolemia es un factor de riesgo que numerosos estudios han puesto en evidencia, hay otros más importantes aún, que son el tabaquismo, la hipertensión arterial, la herencia, la diabetes, «y *todo lo que sin duda aún ignoramos*», dicen los especialistas.

Como bien se sabe, las enfermedades cardiovasculares son las causas más frecuentes de mortalidad en el mundo. Sin embargo, como le gusta poner de relieve al profesor Apfelbaum, a menudo se ignora que la edad media de muerte por enfermedades cardiovasculares se sitúa entre setenta y setenta y cinco años, es decir, bastante cerca de la media de la esperanza de vida actual.

Por otro lado, los medios internacionales demuestran que en todos los sitios donde se ha logrado hacer bajar el colesterol como factor de riesgo, la mortalidad por infarto de miocardio se ha reducido, pero lo más sorprendente es, sin embargo, que la mortalidad total no ha disminuido.

EL RIESGO CARDIOVASCULAR ES DIFERENTE EN EL HOMBRE QUE EN LA MUJER

En el hombre, se sitúa sobre todo entre 35 y 55 años. En cuanto a la mujer, dispone de una protección hormonal hasta la menopausia.

Más allá, solamente están expuestas las que no siguen un tratamiento hormonal.

El riesgo no es fuerte hasta alrededor de los setenta, con el envejecimiento arterial.

Esto es precisamente lo que ocurrió en Estados Unidos donde, a partir de 1985, se lanzó una amplia campaña anticolesterol que actualmente se traduce en comportamientos que rozan la histeria y la paranoia como solamente los norteamericanos saben hacerlo.

En aquel país se utilizaron todos los medios para reducir la tasa sumamente elevada de enfermedades cardiovasculares: *«Cada noventa segundos, un norteamericano muere de una crisis cardíaca»,* subrayaba el doctor Lenfant. Porque no hay que olvidar que en Estados Unidos, cuarenta millones de adultos tienen una tasa de colesterol muy superior a la normal.

A través de asociaciones profesionales médicas, de compañías de seguros y de industrias farmacéuticas y agroalimentarias, se creó un comité de expertos encargado de editar «recomendaciones».

Los consejos se difundieron con ayuda de todos los medios de comunicación a diferentes grupos de población. A través de ciento cuarenta mil médicos se distribuyeron folletos destinados a la educación de los pacientes. Se dieron cursos especiales a los dietistas y a las enfermeras, así como a los profesionales de la salud.

La amplia campaña llamada *«know your cholesterol numbers»* (conozca su tasa de colesterol) influyó indudablemente en las costumbres de los norteamericanos. También hay que decir que, paralelamente, la industria alimentaria se apresuró a explotar el nuevo mercado del *no cholesterol* (sin colesterol). Y todo lo que contenía la menor proporción de grasas fue librado de la intrusa. La mantequilla que ahora se conoce como *«I can't believe it's not butter»* (no puedo creer que no sea mantequilla) es semejante a su célebre primo el *Canada Dry*; «se parece a la mantequilla, tiene gusto a mantequilla, pero no es mantequilla». Es simplemente un producto sintético más, que desempeña el papel de seudosustituto.

La charcutería y el queso, en otros, son objeto de los mismos trafiqueos industriales. Se sacan las grasas y se vuelve a reconstruir el todo para darle buen aspecto, con la ventaja, para el consumidor, de que tienen el gusto de las grasas sin que haya rastro de ellas.

El profesor Slama, que condena estas prácticas manipuladoras, tiene razón al creer que el organismo humano no se dejará dar el pego de esta manera sin reaccionar de un modo u otro. Cuando se conoce la complejidad de los múltiples mecanismos que se ponen en marcha al ingerir un alimento (neurotransmisores, hormonas, enzimas), aunque solamente sea por su gusto, se pueden temer los peores desarreglos.

Estas prácticas son tanto más sospechosas para nosotros, los franceses, cuanto que, con una alimentación tradicional, auténtica y gastronómica además, nuestro país está entre los mejores del mundo en lo concerniente a las estadísticas de mortalidad coronaria.

Pero ésta no es una razón suficiente para descuidar la hipercolesterolemia. Sin convertirla en un tema obsesivo como en Estados Unidos, conviene sin embargo medir objetivamente sus implicaciones en nuestra salud, para ver tan sólo qué medidas alimentarias deben tomarse para prevenirla.

EL COLESTEROL «ES BUENO PARA LA SALUD»

El colesterol no es forzosamente el intruso que todo el mundo cree. Al contrario, es una sustancia indispensable para nuestro organismo.

Primero debemos precisar que tiene dos orígenes: un 70% es sintetizado por el hígado, es decir, fabricado por el propio organismo, mientras que solamente el 30% proviene de la alimentación.

En otras palabras, puede usted hacer un régimen alimentario sin ninguna aportación exterior de colesterol (si no come usted más que zanahorias hervidas, por ejemplo) y encontrarse con una tasa de colesterol sanguíneo elevada y crítica, debido a otras razones. Por esta razón, el profesor Apfelbaum puede llegar a decir que *«el colesterol ali-*

mentario y el colesterol sanguíneo tienen una relación muy débil y, en algunas personas, ninguna».

El colesterol es una molécula indispensable para la fabricación de las membranas de las células, de ciertas hormonas y de la bilis. Es vehiculado en la sangre por unas proteínas que, de alguna manera, le sirven de «transportistas». Existen dos categorías:

— **las lipoproteínas de baja densidad**, o LDL *(Low Density Lipoproteins),* que distribuyen el colesterol a las células y sobre todo a las de las paredes arteriales que son víctimas de estos depósitos de grasas.

Por esta razón, el LDL-colesterol ha sido bautizado como «mal colesterol» porque, a la larga, recubre el interior de los vasos sanguíneos, que se atascan.

Esta obturación de las arterias puede provocar un accidente cardiovascular:

- en una arteria de los miembros inferiores
- una angina de pecho o un infarto de miocardio
- un accidente vascular cerebral que eventualmente puede provocar una parálisis

— **las lipoproteínas de alta densidad**, o HDL *(High Density Lipoproteins),* que conducen el colesterol hasta el hígado para que sea eliminado.

Al HDL-colesterol se le conoce como el «buen colesterol», porque no provoca ningún depósito vascular. Por el contrario, tiene la propiedad de limpiar las arterias de sus depósitos ateromatosos. Por lo tanto, cuanto más alta sea la tasa de HLD, más disminuye el riesgo de accidentes cardiovasculares.

Las dosis sanguíneas

Las normas actuales son mucho más concretas que las que han prevalecido durante muchos años. Hay que tener tres nociones claras:

1. el colesterol total debe ser inferior o igual a 2 g por litro de sangre
2. el LDL-colesterol debe ser inferior a 1,30 g/l
3. el HDL-colesterol debe ser superior a 0,45 g/l en el hombre y 0,55 g/l en la mujer.

Los riesgos cardiovasculares

Los riesgos cardiovasculares se multiplican por dos si la tasa de colesterol es de 2,2 g/l y por cuatro si es superior a 2,6 g/l. Sin embargo, se ha podido observar que el 15% de los infartos les ocurrían a sujetos que tenían un porcentaje de colesterol total inferior a 2 g/l. Por lo tanto, esta interpretación tiene un significado muy relativo.

Lo más importante es la dosificación LDL y HDL, pero sobre todo la relación entre el colesterol total y el HDL, que debe ser forzosamente inferior a 4,5.

Un 45% de los franceses tienen tasas superiores a las normales, y alrededor de ocho millones de nuestros contemporáneos tienen un colesterol total superior a 2,5 g/l. Ahora bien, cuando se sabe que si se hace bajar el colesterol un 12,5% se logra disminuir la tasa de infartos en un 19%, se tiene mucho interés en tomarse en serio esta cuestión.

LOS IMPERATIVOS NUTRICIOS QUE HAY QUE PONER EN PRÁCTICA

En caso de hipercolesterolemia, el médico puede prescribir determinados medicamentos, pero esto debe ser el último recurso. La mayor parte de las veces basta con una alimentación adecuada.

Éstos son algunos consejos que puede usted utilizar para hacer que disminuya su tasa de colesterol, en caso de que sea demasiado elevada, pero que también sirve para prevenirlo.

1. Perder peso

Se ha podido comprobar que el adelgazamiento (en caso de sobrecarga ponderal) conducía la mayor parte de las veces a una mejora de todos los parámetros biológicos. La disminución de la tasa de colesterol es la que indudablemente aparecerá con más rapidez, a condición, naturalmente, de no cometer el error de consumir malos lípidos en exceso.

2. Limitar la aportación alimenticia en colesterol

Algunos alimentos contienen una tasa elevada de colesterol, como por ejemplo la yema de huevo y los despojos. La O.M.S. (Organización Mundial de la Salud) ha preconizado durante mucho tiempo que no se sobrepasara una aportación diaria de colesterol de 300 mg. Pero trabajos recientes han demostrado que, paradójicamente, este aspecto de la dietética era muy secundario y que una aportación alimentaria de 1.000 mg de colesterol por día solamente significaba un aumento de aproximadamente un 5% de la colesterolemia.

Publicaciones recientes han demostrado que el huevo tenía un efecto mucho menos importante de lo que durante mucho tiempo se ha creído. Parece ser que la importante cantidad de lecitina que contiene neutraliza su contenido en colesterol.

Por lo tanto, se puede no dar demasiada importancia a la cantidad de colesterol en los alimentos pero, en cambio, habrá que tener en cuenta el grado de saturación de los ácidos grasos ingeridos.

3. Elegir los lípidos

Ya hemos visto, en el capítulo referente a la composición nutricia de los alimentos, que las grasas debían clasificarse en tres categorías.

a. Las grasas saturadas

Son las que se encuentran en la carne, los embutidos, los huevos, los productos lácteos, el queso y el aceite de palma, pero actualmente también en los bizcochos, los pasteles y toda clase de dulces envasados.

Teóricamente, estas grasas aumentan la tasa de colesterol total y sobre todo el LDL-colesterol, el cual se deposita sobre las paredes arteriales y favorece los accidentes vasculares.

En cuanto a las aves, su tasa de grasas saturadas es débil, a condición de que se les saque la piel. Por lo tanto, su consumo repercutirá poco sobre la elevación de la colesterolemia.

b. Las grasas poliinsaturadas de origen animal o vegetal

— Los ácidos grasos poliinsaturados de origen animal se encuentran esencialmente en las grasas del pescado.

Se ha pensado durante mucho tiempo que los esquimales, cuya alimentación se basa esencialmente en el consumo de pescado, no estaban sujetos a las enfermedades cardiovasculares por razones genéricas. Pero después se ha visto que precisamente la naturaleza de su alimento era el mejor factor de prevención.

El consumo de grasas de pescado provoca un descenso del LDL-colesterol y de los triglicéridos, pero también hace más fluida la sangre, con lo que disminuye el riesgo de trombosis.

Así se comprende que, contrariamente a lo que se ha creído durante mucho tiempo, cuanto más graso es el pescado, más benéfica es la acción que ejerce sobre el colesterol, por lo que hay que fomentar el consumo de salmón, atún, caballa, anchoas y arenques.

— Los ácidos grasos poliinsaturados de origen vegetal han sido privilegiados durante mucho tiempo porque hacen bajar el colesterol total. Pero se ha comprobado que, si bien es cierto que hacen bajar el LDL-colesterol (lo que es deseable), también disminuyen el HDL-colesterol, lo que no es bueno.

Se encuentran en los aceites de girasol, de colza, de nuez y de pepitas de uva. Por otra parte. son muy sensibles a la oxidación, y todo el mundo sabe que un aceite oxidado es peligroso para las arterias.

Y si se transforman en margarina, el caso se agrava puesto que un estudio reciente, efectuado en 17.000 enfermeras norteamericanas, ha demostrado que las margarinas favorecen los depósitos de grasa en los vasos sanguíneos.

c. Las grasas monoinsaturadas

Éstas son las que deberán privilegiarse. La más importante es el ácido oleico, que se halla principalmente en el aceite de oliva y en el aceite de colza.

Puede decirse que el aceite de oliva es el campeón de la máxima categoría entre las grasas que ejercen una acción benéfica sobre el colesterol. Es el único que consigue rebajar el mal colesterol (LDL) y hacer aumentar el bueno (HDL).

Algunos habrán comprendido que el atún en aceite de oliva se convierte así en un verdadero antídoto contra el colesterol.

Ahora sabemos que también las grasas de oca y de pato, sobre todo los que han sido engordados para producir el *foie gras,* pertenecen a la categoría de los ácidos grasos monoinsaturados.

Foie gras, magrets y otras conservas de pato y de oca se pueden consumir por tanto con buena conciencia, porque tienen un efecto saludable sobre el sistema cardiovascular.

4. Aumentar la ración de fibras alimenticias

En efecto, la presencia de fibras en el tubo digestivo mejora el metabolismo de los lípidos.

También se ha podido observar que el consumo de pectina (comiendo por ejemplo manzanas) contribuirá a una baja sensible de la tasa de colesterol, cosa que ocurre también con todas las fibras solubles, como las gomas de las judías blancas o con las contenidas en las algas (alginatos).

5. Beber un poco de vino

El profesor Masquelier ha demostrado que el alcohol aumenta la tasa de «buen colesterol» (HDL-colesterol) y que los polifenoles que contiene protegen las paredes de los vasos sanguíneos.

Las estadísticas demuestran de manera evidente que los países cuya población bebe regularmente vino (Francia, Italia, España, Grecia...) están entre aquellos cuya tasa de mortalidad por enfermedades cardiovasculares es más baja.

6. Mejorar la higiene de vida

También el estrés, el tabaquismo y el sedentarismo ejercen una acción negativa sobre el colesterol y las arterias. Así pues, se impone una mejor higiene de vida no solamente como medida curativa, sino como medida preventiva.

EL RÉGIMEN MEDITERRÁNEO

Constituye la mejor prevención cardiovascular posible porque asocia

— mucho pescado (y poca carne)
— verduras, sobre todo cebollas
— leguminosas (judías blancas, lentejas, habas, garbanzos)
— frutas: agrios y frutos oleaginosos (nueces)
— pan rico en fibras
— productos lácteos fermentados (yogur)
— ajo
— aceite de oliva (y poca mantequilla)
— vino.

Creta, cuya población consume aceite de oliva en mucha cantidad, y vino, es la región de Europa donde es más bajo el porcentaje de enfermedades cardiovasculares.

7. Pensar en reducir el hiperinsulinismo

Numerosos facultativos norteamericanos se sorprenden al comprobar que la supresión del colesterol alimentario, así como la supresión de las grasas en sus pacientes que sufren de hipercolesterolemia, no significa forzosamente una reducción sustancial de su colesterol.

En cambio, se ha podido demostrar que adoptando una alimentación con índice glicémico bajo, que conduce a la supresión del hiperinsulinismo, se consigue invariablemente una regulación óptima de los parámetros sanguíneos (colesterol, triglicéridos) mientras que, paradójicamente, el consumo de grasas y de colesterol alimenticio no había disminuido. En algunos casos, incluso había aumentado.

Esto es lo que ha podido comprobar con sus pacientes el doctor Morrison C. Bethea, cirujano cardiólogo del gran Baptist Hospital de Nueva Orleans, después de haber adoptado el método Montignac en su servicio.

8. Prevenir el exceso de triglicéridos en la sangre

Esta anomalía, incluso aislada, es reconocida actualmente como un factor de riesgo cardiovascular. Con mucha frecuencia es debida a un exceso de alcohol o de azúcar.

En la práctica, pues, habrá que:

— comer a menudo pescados grasos;
— tomar glúcidos de índice glicémico bajo;
— evitar las golosinas y las bebidas alcohólicas.

9. Lo que hay que saber

Según el profesor Serge Renaud, especialista en lípidos, algunos estudios tienden a demostrar que en el queso, los ácidos grasos saturados responsables del colesterol forman con el calcio sales insolubles que son mal absorbidas a nivel intestinal. Por lo tanto, comer queso supone muchos menos riesgos para el colesterol de lo que se creía hasta ahora.

Otros trabajos demuestran que la fermentación de los quesos de leche cruda, que se hace de manera natural, produce una verdadera transformación de la naturaleza de las grasas. La estructura molecular de la grasa saturada se modifica hasta el punto de neutralizar completamente su absorción intestinal.

El queso tradicional elaborado con leche cruda, no tiene por tanto ningún efecto nocivo sobre el sistema cardiovascular (véase el esquema siguiente).

Las grasas alimentarias (lípidos) están formadas en un 98% de triglicéridos constituidos por la unión de una molécula de alcohol (el glicerol) y tres moléculas de ácidos grasos.

Ácido graso ①
GLICEROL + Ácido graso ②
Ácido graso ③

En las grasas saturadas, solamente los ácidos grasos que ocupan la posición 2 son bien absorbidos por la pared intestinal. Ahora bien, la fermentación natural de la leche cruda, que modifica la estructura molecular de las grasas, suprime en gran parte los ácidos grasos de la posición 2.

Por esta razón, aunque un queso de leche cruda tenga una cantidad importante de grasas saturadas, la absorción intestinal de éstas es reducida. Por otra parte, no debemos olvidar que una tasa elevada de colesterol, a pesar de un escaso consumo de grasas saturadas, puede deberse a una carencia de vitamina PP.

RESUMEN DE LAS MEDIDAS QUE DEBEN PONER EN PRÁCTICA LOS QUE TIENEN HIPERCOLESTEROLEMIA

— Perder peso, si se es obeso.
— Disminuir el consumo de carne (máx. 150 g por día).
— Elegir carnes poco grasas (caballo, buey magro).
— Reemplazarla con frecuencia por aves (sin la piel).
— Evitar los embutidos grasos y los despojos.
— Preferir el pescado (mín. 300 g por semana).
— Comer poca mantequilla (máx. 10 g por día) y margarina.
— Tomar leche descremada y productos lácteos con 0% de materias grasas. Comer yogures.
— Aumentar el consumo de fibras (frutas, cereales, verduras y leguminosas).
— Mejorar el consumo de ácidos grasos mono y poliinsaturados vegetales (oliva, girasol, colza, maíz).
— Asegurar una aportación suficiente de vitaminas A, PP, C y E, de selenio y de cromo (levadura de cerveza).
— Beber (eventualmente) vino rico en taninos (máx. 1/2 botella por día) porque contiene polifenoles.
— Controlar el estrés.
— Practicar ocasionalmente un deporte de resistencia física.
— Dejar de fumar.

VIII

ALIMENTACIÓN Y DEPORTE

Si el azar le lleva a pasearse por las calles de Nueva York mucho antes del amanecer, no puede dejar de ver a los *joggers* norteamericanos sudando sangre y agua a las cinco de la madrugada con sus modelitos de circunstancias.

A pesar de una contaminación extrema, de la que sus pulmones activados disfrutan alegremente, los deportistas de primera hora se sacrifican con un ritual que está ya inscrito en el manual del perfecto ciudadano norteamericano.

Aparte de algunos maratonianos de opereta, el grueso del batallón de «desesperados» matutinos está formado por individuos que piensan que solamente un gran esfuerzo físico cotidiano es capaz de mantener una forma de ensueño y sobre todo de evitarles convertirse en unos obesos como lo son ya sus compatriotas.

Estados Unidos está dominado por esta tónica desde hace años y a pesar del aumento permanente del peso medio del ciudadano en aquel país, siguen convencidos de que la mejor manera de adelgazar es limitando las calorías por un lado y gastando muchas por el otro.

En cuanto a los parisinos, que son mucho más razonables, se contentan con algunas vueltas por el lago del *bois* de Boulogne el sábado por la mañana, con la ventaja de que este recorrido es una ocasión para una buena oxigenación semanal y al mismo tiempo un pretexto para encontrarse con los amigos. Por otra parte, son numerosos los que prolongan este esfuerzo muscular con una sólida comida «muy casera», aunque sólo sea para reponer las fuerzas que, por otra parte, no es seguro que hayan perdido.

En 1989, un sondeo efectuado por un gran semanario francés indicaba que el 66% de nuestros compatriotas piensan que la mejor manera de adelgazar es hacer deporte.

Es una idea generalmente aceptada, lo que resulta tanto más sorprendente cuanto que de quienes lo han intentado, muy pocos lo han conseguido. Porque perder peso haciendo ejercicio y sin cambiar las costumbres alimenticias es una mera ilusión.

Sin embargo, y aunque no puede negarse que el deporte aumenta el gasto energético, en realidad el gasto es mucho menor de lo que uno se imagina.

DEPORTE EFECTUADO DE MANERA CONTINUA	TIEMPO PARA PERDER 1 KG DE GRASA HACIENDO DEPORTE	
	HOMBRE (horas)	MUJER (horas)
Marcha normal	138	242
Marcha rápida	63	96
Golf	36	47
Bicicleta	30	38
Natación	17	21
Jogging	14	18
Tenis	13	16
Squash	8	11

Los trabajos del doctor de Mondenard demuestran que para perder un kilo de grasa en el marco de una actividad física hay que dedicar muchas horas a ésta.

Así, se ha podido demostrar que una persona que quisiera perder cinco kilos en cuatro meses solamente haciendo deporte debería dedicar una hora y media al *jogging*, cinco días por semana.

¡LO QUE IMPORTA ES LA TENACIDAD!

Lo que deben saber todos los candidatos al ejercicio físico es que lo que permite obtener resultados a quienes desean perder peso es la prolongación del esfuerzo más allá de un cierto umbral. Así, una hora de esfuerzo muscular continuado será mucho más eficaz que tres veces treinta minutos en un día.

En el descanso, el organismo utiliza los ácidos grasos que circulan por la sangre como carburante, así como el ATP de los músculos.

En cuanto se inicia el esfuerzo físico intenso, «chupará» glicógeno muscular, que se agotaría en veinte minutos si solamente se pudiera contar con él.

A partir de los veinticinco minutos de esfuerzo, la mitad de la energía gastada procederá del glicógeno y la otra mitad de la transformación de las grasas de reserva (lipólisis).

Más tarde, después de cuarenta minutos de esfuerzo, lo que más se utiliza son las grasas de reserva para proteger el glicógeno restante. Es pues a partir de cuarenta minutos de esfuerzo continuado y con una intensidad que no llegue al agotamiento, cuando se consigue fundir la grasa de reserva.

En la hipótesis de que se hicieran tres veces veinte minutos de deporte durante el día, se comprende que, puesto que la fuente de carburante es el glicógeno, éste tendría tiempo suficiente para reconstituirse cada vez, nutriéndose directamente de los alimentos.

Para obtener resultados palpables, hay que practicar un deporte de resistencia (biclicleta, *jogging,* natación...), al menos tres veces por semana, manteniendo un ejercicio sostenido que dure más de cuarenta minutos. Una interrupción de tres días anularía todos los esfuerzos obtenidos anteriormente.

Por otra parte, conviene que el deportista adopte hábitos alimentarios conformes a los principios expuestos en este libro, principalmente con el propósito de suprimir todo riesgo de hipoglicemia.[1]

También es necesario arrancar progresivamente, evitando prolongar de repente la duración del esfuerzo sin entrenamiento previo. El organismo necesita acostumbrarse gradualmente a modificar sus funcionamientos fisiológicos.

EL DEPORTE PUEDE SER BENEFICIOSO

Efectivamente, el deporte puede ser beneficioso si se practica inteligentemente y con la finalidad principal de permitir una buena higiene de vida y una mejor oxigenación.

Casi podríamos decir que el cuerpo humano (como cada una de sus funciones) «sólo se deteriora realmente si no nos servimos de él».

El ejercicio físico es una forma de regeneración permanente que permite, entre otras cosas, luchar contra el envejecimiento, mejorando el funcionamiento cardíaco y pulmonar.

Aunque el peso no varíe, el músculo, al trabajar, sustituye progresivamente la grasa, lo que permite que la silueta se afine.

1. La alimentación del deportista de alto nivel es mucho más compleja y requiere otras reglas de nutrición propias de cada especialidad, demasiado específicas para exponer en esta obra.

Además, la actividad muscular puede ser una ayuda eficaz para la «restauración» de nuestro organismo, es decir, para la «nivelación» que hemos emprendido a través de las recomendaciones de esta obra.

Es preciso saber que la tolerancia a la glucosa mejora y el hiperinsulinismo (factor de hipoglicemia y de obesidad) disminuye de manera apreciable. Desde este punto de vista, el deporte es útil, porque acelera la corrección del hiperinsulinismo.

Podemos añadir que, en caso de que existan, la hipertensión arterial o la hipercolesterolemia mejoran notablemente.[2]

Desde el punto de vista psicológico, la práctica razonable de un deporte puede ser muy saludable, aunque sólo sea por el descubrimiento del propio cuerpo y por la impresión real de una especie de juventud. Sentida al principio quizá como un castigo, se convierte rápidamente, a medida que van mejorando los resultados, en una verdadera fuente de bienestar.

Al mejorar el metabolismo de una manera general, la actividad física puede representar, después de haber conseguido el adelgazamiento, una garantía suplementaria de estabilización del peso y del mantenimiento de la forma.

NO ERRAR EL OBJETIVO

A veces, nuestros contemporáneos tienen desgraciadamente actitudes un poco extremistas en lo que concierne al deporte. Entre el seudodeportista fumador y «dado a la bebida», que se pasa la mayor parte del tiempo en el mos-

2. En una persona de más de cuarenta años, es absolutamente imprescindible que antes de comenzar a practicar un deporte haga una revisión cardiovascular con electrocardiograma de esfuerzo.

trador del bar o delante de su televisor, y el viejo coquetón que se mata imitando a los profesionales para seguir siendo joven, hay un término medio que solamente la prudencia le hará encontrar.

Las ausencias en el trabajo de los lunes por la mañana no se deben solamente a los abusos alcohólicos y a otros excesos alimentarios de los fines de semana, sino que también son imputables a la imprudencia de muchos que, sin estar habituados, sin entrenamiento y, para colmo, hidratándose mal, han juzgado erróneamente sus verdaderas capacidades, ganados por la euforia.

Una alimentación sana y bien dirigida, así como una práctica razonable y regular de actividades físicas, son las condiciones necesarias para aceptar con serenidad, juventud y optimismo los años que se van acumulando. Pero también se necesita un especial enfoque de la vida.

Cuando vemos a ciertas personas que se obstinan en esperar cinco minutos el ascensor para subir al primer piso o que cogen el coche para ir a comprar cigarrillos al estanco de la esquina, no podemos dejar de sentir por ellos la misma piedad que se siente por los que se alimentan únicamente de hamburguesas y de coca-cola.

SEGUNDA PARTE

La mujer es un ser frágil... Ésta es al menos la idea que se ha tenido siempre de ella, hasta el punto de haberla calificado como «sexo débil».

Y sin embargo, los científicos nos aseguran hoy en día que es mucho más resistente que el hombre, y no solamente porque muere a edad más avanzada.

El hombre, nos dicen, no sería capaz de soportar físicamente la prueba de la maternidad, de modo que la mujer, aún siendo más frágil, es paradójicamente más «resistente» que él...

En realidad, es sobre todo más sensible y también más compleja. Su vida está regida por un sistema hormonal complicado que, de la pubertad a la menopausia, pasando por el embarazo, somete su cuerpo a múltiples y variadas transformaciones.

Al igual que un motor enormemente sofisticado, el organismo femenino es sensible a las menores modificaciones. Debido a esto, está dotado de un sistema de regulación más delicado y, por tanto, mucho más vulnerable a los malos tratos.

Dadas estas características, no es difícil comprender por qué la mujer es «realmente» más sensible a los medicamentos que se le administran que el hombre y por qué los eventuales efectos secundarios de los mismos son más acentuados.

Y también se entiende por qué cuando esta extrema sensibilidad se conjuga con unos malos hábitos alimentarios las consecuencias a nivel ponderal son mucho más manifiestas, en la medida en que se ven agravadas por trastornos hormonales.

Después de haber indicado en la primera parte cuáles son las reglas de nutrición que conviene adoptar de manera general para perder peso definitivamente y disfrutar de mejor salud, propongo analizar, en esta segunda parte, la manera como pueden aplicarlas las mujeres para obtener resultados óptimos.

I

VARIACIONES ALREDEDOR DE UNA IMAGEN: EL CUERPO FEMENINO

Imaginemos que estamos en el año 2500 y que los historiadores del momento deciden investigar cuáles eran las formas del cuerpo femenino en el siglo XX. Después de consultar numerosas revistas y semanarios femeninos de la época y verificar que todas las fotografías que contienen muestran siluetas esbeltas cuya delgadez, mejor dicho flacura, son lo más destacable, los observadores se verían obligados a deducir que todo el mundo era así en el período estudiado.

Actualmente cometemos el mismo error cuando contemplamos *Las tres gracias* de Rafael, *Las sirenas* de Rubens o, ya más cerca de nosotros, los desnudos de Renoir, las esculturas de Maillol o las bañistas de Coubert. No puede negarse que todas estas obras de arte representan mujeres con unos kilos de más y que aparentemente es lógico pensar que todas las mujeres fueran así de regordetas y rollizas en aquellas épocas.

Sería más pertinente preguntarse si las pinturas del pasado buscaban proyectar en sus obras la realidad del momento o si lo que en realidad deseaban era representar un determinado ideal «femenino».

De la misma manera, las revistas modernas se esfuerzan actualmente, con toda evidencia, en desarrollar la imagen de un cuerpo femenino atípico que no es en realidad más que la proyección del sueño de sus lectoras.

LOS CÁNONES DE LA BELLEZA

En una palabra, solamente rendimos culto a lo que es raro y excepcional. Antiguamente, ser gordo era un signo de éxito social: significaba que se disponía de una mesa «bien provista» cada día y de medios para comer en abundancia. La delgadez y la flacura (en aquella época se usaba la palabra «demacrado») eran moneda corriente.

Por este motivo, las formas generosas y las redondeces opulentas, que significan la excepción, correspondían a los cánones de belleza.

Tampoco debemos olvidar que, para la población en general, no siempre era posible conseguir alimentos. Las guerras, los motines y las malas cosechas podían conducir en cualquier momento a la escasez de alimentos y a la hambruna. Comer cada día según el hambre que se tuviera era un lujo. Por eso, las masas de grasa de que pudiera disponerse constituían una reserva preciosa para el caso en que las circunstancias impusieran un racionamiento.

Por lo tanto, cuando existía una sobrecarga ponderal, representaba una especie de «seguro contra todo riesgo» ante la incertidumbre de las cosechas y no tenía un carácter negativo como en la actualidad. Se consideraba como una seguridad tanto más buscada cuanto más rara.

También la gordura se consideraba antiguamente como un signo de buena salud y, por lo tanto, de robustez. En otras palabras, la mujer gorda tenía que ser una buena reproductora, capaz de acoger sin problemas un embarazo prometedor en sus flancos generosos. Esta representación idealizada de la mujer está aún en vigor en algunos países del Tercer Mundo y sobre todo en el Magreb.

Para explicar la evolución de la estética femenina, los sociólogos tienen tendencia a decir que los cánones de belleza se han ido transformando progresivamente con la evolución de la moda.

Otros piensan que lo que la moda ha hecho siempre es preceder a un movimiento que sólo estaba esperando un «medio» para poder expresarse por sí mismo.

Por esto, a principios de siglo, la influencia del modisto Paul Poiret contribuyó indudablemente a hacer que cambiaran las cosas cuando propuso suprimir el corsé.

A partir de aquel momento la mujer ya no intentaría esconder su cuerpo bajo amplios vestidos, recurriendo a múltiples artificios. Por el contrario, las ropas moldearían las formas y subrayarían las curvas. Unos años más tarde, con la ayuda del movimiento de liberación femenino, se llegó incluso a negar los principios de la feminidad y a proponer modelos casi andróginos.

La inquietud de los hombres ante una sexualidad femenina repentinamente iluminada por el psicoanálisis freudiano tendría aún mayores repercusiones sobre las ideas. El erotismo tendía a desaparecer progresivamente de las representaciones pictóricas y hubo pintores que no dudaron en «destrozar» el cuerpo femenino representándolo, como Picasso o Buffet, bajo una forma descarnada o de contornos geométricos.

Paralelamente a estos fenómenos socioculturales, otros dos factores serían decisivos para acentuar todavía más la importancia de la delgadez: la generalización de la gordura, incluso de la obesidad en un país líder como Estados Unidos, y el descubrimiento médico de que la sobrecarga ponderal era en realidad un factor de riesgo serio para la salud.

LAS MUJERES CON COMPLEJO DE GORDAS

Tener un cuerpo «normal», en la medida en que esa normalidad admita definición (pues a menudo se trata de una noción individual), es un deseo muy legítimo para toda mujer. La dificultad está en que muchas mujeres tienen las miras muy altas, o más bien muy bajas, considerando que los maniquíes de sus tiendas preferidas tienen unas medidas de 90-60-90, generalmente inalcanzables.

Desgraciadamente, nuestra sociedad es la sociedad de la estandarización. Por eso en cuanto alguien no corresponde a los criterios reconocidos, se arroja rápidamente al clan de los marginados, de los «feos» y, por lo tanto, de los indeseables.

La jovencita que no es «perfecta» piensa que ningún muchacho intentará seducirla; la mujer casada, un poco regordeta, teme que su marido la engañe con una criatura de ensueño, y la mujer amada (cuando tiene tendencia a engordar) teme ser abandonada por una jovencita de formas irreprochables e insultantes, en plena flor de los veinte años.

Y sin embargo, a veces solamente están «gordas» en su mente, y le echan a los kilos de más la culpa de todo lo que no funciona en su vida. Sea como sea, la mejor manera de proceder consiste en hacer un diagnóstico serio.

Durante los últimos años han circulado un cierto número de tablas más o menos fantasiosas para calcular el peso ideal a partir de la altura. Algunas eran demasiado rígidas y otras demasiado flexibles.

¿CÓMO CALCULAR EL PESO IDEAL?

Actualmente existen dos maneras de calcular el peso ideal, que son las que se mencionan en la mayor parte de los manuales.

1. La fórmula de Lorentz

$$\text{Peso ideal} = (\text{altura en cm} - 100) - \frac{\text{altura} - 150}{2}$$

Aplicando esta fórmula, si usted mide 1,70 m, debe pesar sesenta kilos, que parece más o menos normal.

Pero, en cambio, si mide 1,50 m, su peso ideal será de cincuenta kilos, que parece un poco excesivo.

2. El BMI (Body Mass Index) o fórmula de Quételet

Es la fórmula más interesante que existe para calcular el peso. En todo caso, goza de reconocimiento internacional.

Indica la relación del peso (en kilos) y el cuadrado de la altura (en metros).

$$\text{BMI} = \frac{P}{T^2}$$

Con estos datos podrá usted saber al momento el valor de su BMI:

— Si su BMI es de 20 a 23, tiene usted una corpulencia normal.
— Si su BMI es de 24 a 29, tiene usted exceso de peso.
— Si su BMI es superior a 30, se puede hablar de obesidad.

A diferencia de la fórmula de Lorentz, esta fórmula tiene la ventaja de darle una escala de «normalidad» que le permite no obsesionarse con un peso exacto.

GEOGRAFÍA DE LAS GRASAS

Aunque parezca extraño, la balanza no es siempre el mejor instrumento para apreciar una sobrecarga ponderal, porque el peso es la suma de diversas masas: del esqueleto, de los músculos, de las vísceras, del agua y de la grasa.

Pero la obesidad no se define como un exceso de grasa. En la mujer, la cantidad de grasa representa alrededor de un 25% del peso del cuerpo. Una deportista, que podría tener un peso un poco más elevado, debido esencialmente a una importante masa muscular, no por eso tiene que ser gorda.

Por otra parte, el agua, que representa por sí sola los dos tercios del peso del cuerpo, puede también dar fácilmente lugar a movimientos que pueden provocar variaciones de peso del orden de uno a dos kilos, sobre todo antes o después de la regla.

Por todo lo expuesto se comprende que «adelgazar» y «perder peso» son dos cosas diferentes. Adelgazar es perder únicamente la grasa sobrante, mientras que se puede perder peso perdiendo solamente agua, de ahí la inutilidad de los diuréticos prescritos en el adelgazamiento, por no hablar de sus peligros.

1. La medida de su volumen graso

Actualmente existe un método que permite medir exactamente el volumen de grasa. Se trata de la impedanciometría. Se conecta el sujeto a un aparato (como para un electrocardiograma), y éste puede ver registradas en una pantalla la masa de agua, la de músculos y la de grasa.

Este aparato permite medir con precisión el volumen de grasa de una persona y seguir su evolución a lo largo de la fase de adelgazamiento. Desgraciadamente, son muy pocos los médicos dietistas que lo poseen.

Pero este instrumento identifica solamente el volumen de la masa adiposa, sin determinar su distribución geográfica en el organismo. Esto puede hacerse sólo con un *scanner* o más simplemente, midiendo la relación entre el contorno de la cintura (a la altura del ombligo) y el contorno de las caderas. En cualquier caso, la relación debe ser inferior a 0,85. Veamos ahora las diferentes categorías de obesidad.

2. La obesidad androide

La obesidad androide se caracteriza por una relación muy elevada sobre todo en la parte superior del cuerpo: cara, cuello, tórax y abdomen (por encima del ombligo).

Ahora se sabe que esta sobrecarga ponderal de tipo androide predispone a ciertas complicaciones metabólicas: diabetes, hipertensión arterial, hiperinsulinismo, hipercolesterolemia, hipertrigliceridemia y enfermedades coronarias.

En esta clase de obesidad, las células adiposas (adipocitos) son hipertrofiadas por un exceso de grasa, pero la cantidad sigue siendo normal. En este caso, el adelgazamiento será relativamente fácil de conseguir.

3. La obesidad ginoide

Cuando la grasa predomina sobre todo en la parte inferior del cuerpo (parte baja del abdomen, caderas, muslos, nalgas), se habla de obesidad ginoide.

En este caso, las afecciones metabólicas mencionadas anteriormente son escasas, pero se dan con frecuencia casos de insuficiencia venosa así como la artrosis en las rodillas y en las caderas. En este caso, el perjuicio es tanto mecánico como estético. Esta clase de gordura afecta sobre todo a las mujeres y se asocia con mucha frecuencia a otra desgracia: la celulitis.

4. Los depósitos de grasa profundos

Últimamente se ha identificado otro tipo de reparto adiposo. Se trata de un exceso de grasas abdominales a nivel de las vísceras. Este depósito adiposo profundo, con frecuencia inapreciable exteriormente, puesto que el contorno del talle parece completamente normal, es sin embargo peligroso porque va acompañado de un riesgo elevado de diabetes o de enfermedades cardiovasculares.

Las mujeres que fuman están más expuestas a estos depósitos de grasa profundos asociados a un peso normal.

¡PLANTÉESE UN OBJETIVO REALISTA!

Aun cuando la balanza, como ya hemos dicho antes, solamente permita apreciar de modo imperfecto la sobrecarga ponderal, sigue siendo el instrumento más utilizado para apreciar el progreso del adelgazamiento a partir del objetivo que se haya uno fijado.

Pero este objetivo tiene que ser realista. Es utópico que una mujer de cincuenta años quiera volver a tener el peso de sus veinte años y, además, para empezar bien un proyecto de adelgazamiento es mejor hacerlo en un contexto de esperanza realista que con la perspectiva desalentadora de un peso mítico que debe alcanzarse a toda costa.

Pero lo que también hay que preguntarse, antes de empezar el adelgazamiento, es lo que se quiere conseguir realmente con la pérdida de peso. ¿Se sentirá uno capaz de asumir la nueva imagen corporal? Porque, a veces, el interés repentino por el propio peso traduce otro problema latente, por ejemplo, un conflicto familiar o conyugal.

El eventual problema es tanto más serio cuanto que la necesidad de adelgazar no está siempre justificada. Algunas mujeres sufren trastornos psicológicos que se traducen en un deseo de adelgazar. Para otras, en cambio, la sobrecarga ponderal es como una muralla inconsciente erigida contra el mundo y, con frecuencia, contra los hombres. En este caso, ser de nuevo sexualmente deseable se hace insoportable.

Es evidente que, en este caso, el autodiagnóstico es muy difícil. Quizá una reflexión profunda pueda conducir a plantearse las preguntas adecuadas.

Sea como sea, aunque no todas las mujeres tengan forzosamente la necesidad de adelgazar, nunca ha habido, que yo sepa, contraindicaciones para querer corregir malas costumbres alimentarias, que es lo que hemos recomendado en la primera parte de esta obra.

Si uno no se siente con fuerzas para empezar la FASE I con un objetivo sustancial de pérdida de peso, bastará con la puesta en práctica de los principios generales del método (FASE II), porque eso permitirá no solamente obtener una modificación corporal, más aceptable puesto que será muy gradual, sino también adoptar definitivamente una manera de alimentarse más rica desde el punto de vista nutricional, cosa que no puede conducir más que a una mejor salud física y moral.

II

EL SIMBOLISMO DEL ALIMENTO

Todo el mundo sabe que no nos nutrimos solamente de alimentos, sino que a través de ellos comemos también símbolos. Porque comer hace referencia a la madre, o al menos a la infancia, es decir, a la educación. Además, la manera como nos alimentamos tiene una dimensión cultural: cultura nacional, regional o incluso religiosa.

Pero algunas mujeres han perdido (o no han conocido nunca) esta relación privilegiada con el alimento. Se sientan a la mesa para comer de la misma manera como se va a la gasolinera para decir «llénelo, por favor».

Con mucha frecuencia, ni siquiera se sientan. Toman el café de la mañana cuando ya se han puesto el abrigo y, a mediodía, se tragan el bocadillo o la hamburguesa en un tiempo récord, en soledad y acodadas a la pequeña pantalla situada frente a la pared del *fast-food.*

De esta manera, muchos de nosotros hemos ido perdiendo poco a poco las nociones de «estructura» y de «relación» que tenían las comidas, lo que nos conduce a tragar cualquier cosa de cualquier manera, como el perro que cuando siente la necesidad, va a comer las croquetas en su escudilla. Jamás ha tenido tanto sentido el aforismo de Brillat-Savarin que decía: *«el animal se alimenta, el hombre come y sólo el hombre inteligente sabe comer».*

El desinterés mostrado por el alimento, que se reduce solamente a su función orgánica, como se ve en Estados Unidos, sólo puede conducir a una verdadera delincuencia alimentaria, fuente de sobrecarga ponderal y de enfermedades metabólicas (diabetes, afecciones cardiovasculares...).

Es la puerta abierta a la desestructuración alimentaria cuyas etapas son con frecuencia el andar picoteando y comer cualquier cosa al mediodía, con lo que la abundante cena se convierte en la única «comida» del día.

Un sondeo aparecido en la revista *ELLE* en octubre de 1991 demostraba que el 15% de las francesas consideran que comer es un incordio y que se trata de algo de lo que intenta uno librarse lo más rápidamente posible despachando la comida a toda prisa.

El alimento-refugio

La mala educación alimentaria empieza con frecuencia en la cuna. Cuando el niño se pone a llorar, la madre relaciona con frecuencia esta manifestación de tristeza con el hambre. Pero el niño puede tener simplemente «hambre» de presencia y de ternura. Si cada vez que un niño llora se lo calma dándole de comer, cuando sea adulto conservará este reflejo. A una falta de ternura o de amor, responderá con una aportación de alimento.

La oralidad, primer «acto sexual» del lactante, y etapa iniciática de su desarrollo psico-afectivo, pesará mucho sobre su vida ulterior, no solamente en el terreno alimentario, sino también en el de sus relaciones con los demás. Incluso en la edad adulta, el hecho de comer puede reemplazar al amor ausente, porque si el otro no está disponible, el alimento está siempre al alcance de la mano.

Así, el primer y mínimo trastorno del comportamiento

alimentario se manifiesta en el consumo repetitivo, no motivado por el hambre, de pequeñas cantidades de alimento. Es lo que se llama pellizcar. Con frecuencia, este mismo tipo de angustia se canaliza en la costumbre de fumar cigarrillos.

En la fase siguiente, el sujeto padece súbitos e irresistibles impulsos que le empujan a comer abundantemente una determinada clase de alimento fuera de las horas habituales de las comidas e independientemente de una sensación de hambre. Después del placer inicial, el sujeto experimenta un gran sentimiento de culpabilidad.

Cuando el alimento elegido contiene azúcar, se llega a veces a una verdadera dependencia porque el alimento azucarado se equipara a las recompensas de la infancia. Es también un «alimento-placer» cuya ingestión puede provocar la secreción de endorfinas en el cuerpo. Esta «morfina interna», secretada por el propio organismo, provocará una sensación de bienestar.

En el peor de los casos, los trastornos del comportamiento alimentario pueden desembocar en la aparición de un irresistible deseo de comer: la bulimia. Se engullen grandes cantidades de alimento y se las traga con glotonería más allá de toda saciedad. Esta perversión del acto nutritivo es tal que, para no engordar, las bulímicas no dudan en provocarse el vómito.

Algunas mujeres, cuando toman conciencia de su conducta anormal, pueden, al despreciarse a sí mismas, derivar en un estado depresivo y, por el efecto del péndulo. caer en una anorexia, que se caracteriza por la desaparición de la sensación de hambre y una gran perturbación de las relaciones con los alimentos. A pesar de la ausencia de desórdenes psíquicos previos, la pérdida de peso puede convertirse en una obsesión.

El trastorno lleva a las jóvenes anoréxicas (generalmente tienen menos de veinticinco años) a un peso inferior a los cuarenta kilos, lo que con frecuencia exige una hospitalización y a veces la reanimación para evitar una muerte que sigue siendo aún demasiado frecuente (10% de los casos).

Pero, si algunos trastornos alimentarios pueden verse favorecidos por conductas inadaptadas en la primera infancia, también se deben con frecuencia a restricciones alimentarias impuestas en la edad adulta. Los regímenes hipocalóricos, propuestos siempre como tratamiento de la obesidad, conducen también a la aparición de trastornos psicológicos, que desembocan en la bulimia y la anorexia.

Porque la frustración que conllevan acaba en una obsesión por la comida y a rituales alimentarios nocivos. El sujeto se vuelve irritable, sufre cambios de humor y, en un momento de descuido, «estalla» y desarrolla comportamientos compulsivos. Este fracaso en dominar sus impulsos alimentarios deteriora la estima en sí mismo y puede acabar en una depresión nerviosa.

EL ALIMENTO PLACER: UNA NUTRICIÓN DE CIVILIZADO

A la inversa del alimento-refugio, que se presenta como respuesta a una frustración, el alimento-placer corresponde a la satisfacción legítima de dos tipos de necesidad difíciles de disociar: una fisiológica, la de sostén; y una psicológica, de naturaleza hedonista.

El arte de la gastronomía consiste en exacerbar todas las sutilezas de los sabores para lograr una satisfacción óptima del gusto.

Se trata de un refinamiento a través del cual se ha buscado siempre dar a los alimentos toda su plenitud, confiriendo así a la alimentación una verdadera dimensión cultural que no puede disociarse del grado de civilización.

En el hombre, la comida satisface tradicionalmente un ritual y es precisamente en su relación con la comida como se ha ido civilizando progresivamente desde su origen.

La comida tomada en común con los miembros de la familia o con amigos, la comunión alrededor de los alimentos que han tenido que prepararse con antelación, aunque sea solamente cocinándolos, han marcado siempre su evolución.

Los etnólogos saben muy bien que la sofisticación de las comidas es proporcional al desarrollo de la civilización en cuestión.

En la tradición burguesa, la comida se ha considerado siempre un momento privilegiado del día. Era una verdadera ceremonia que se consideraba de muy mal gusto perturbar.

En una de sus novelas cortas, cuenta Maupassant la historia de un aristócrata venido a menos que se retira a vivir en una cabaña de leñador en medio del bosque, pero que no por eso sacrifica su ritual, y cada noche se viste de etiqueta para cenar, por simple respeto al momento sagrado que para él seguía representando la cena.

Desgraciadamente hay en la actualidad una ruptura con la tradición que puede considerarse una regresión cultural.

En primer lugar, porque el saber culinario ya no pasa tradicionalmente de madres a hijas. Después, porque al trabajar la mujer, las comidas se hacen generalmente fuera de casa. Y finalmente, porque al volver a casa, el tiempo de preparación de las comidas se reduce a su más simple expresión y se recurre entonces a los platos preparados, a los congelados y al microondas.

El tiempo que se dedica a las comidas ha sido también sometido a una dura prueba por el desarrollo de las actividades de ocio: la televisión, los juegos de vídeo, el club de *fitness*... Al no ser ya valorada como un momento de integración social, la comida se considera cada vez más como una pérdida de tiempo. Esto también explica por qué no se quiere gastar más en comida de lo que corresponde a la estricta necesidad, es decir, el mínimo.

Esta desafección progresiva de nuestros contemporáneos por las comidas y la alimentación en general ha contribuido a que se olvidara el alimento-placer, cuyas dimensiones nutricias vuelven a descubrirse actualmente en provecho del alimento mata-hambre, práctico y barato.

En este clima de degradación de los valores culinarios y gastronómicos es donde se han desarrollado, sobre todo entre las mujeres, los comportamientos alimentarios anárquicos que hemos denunciado con anterioridad. Son ellos los responsables del sobrepeso, de la fatiga y de numerosas enfermedades llamadas de la civilización.

A partir de ahí se comprende mejor cómo, en tal contexto, se ha podido desarrollar la moda de los sustitutos de comidas (sobrecitos de proteínas), que son actualmente la principal rueda de recambio de los que quieren librarse de sus kilos superfluos.

La necesidad de un redescubrimiento

Por esto no se podrá empezar nunca con eficacia la aplicación de los principios nutricios contenidos en este libro, si no se ha redescubierto previamente el papel y el interés de la alimentación y de la comida en particular.

Habrá que proceder a una verdadera reconquista del alimento, de manera que no se lo siga considerando como un enemigo, sino como un verdadero amigo. Para descubrirlo, amansarlo y dominarlo mejor, bastará con aprender a quererlo. ¿Quién mejor que una mujer puede comprender que amor y placer no pueden disociarse?

III

LA ADOLESCENTE

La adolescencia es una etapa capital en la vida de un ser humano, en particular para el de sexo femenino. En este período el cuerpo de la jovencita sufre una completa metamorfosis bajo los efectos de múltiples trastornos orgánicos, así como una verdadera explosión hormonal, para convertirse en el de una mujer.

Se comprende, por lo tanto, la importancia que puede adquirir la manera de alimentarse.

Por eso propongo invertir en este capítulo los términos de la cuestión estableciendo, de alguna manera, cuáles son los problemas, para proceder después al inventario de las soluciones y las recomendaciones apropiadas.

¡ALTO A LA DELINCUENCIA ALIMENTARIA!

Todas las encuestas realizadas sobre las costumbres alimentarias de las adolescentes son preocupantes.

La aportación energética es más bien correcta en lo que se refiere a la cantidad, porque se sitúa alrededor de las 2.000 calorías por día y porque solamente un 7% de las adolescentes son grandes comedoras.

En cambio, la distribución de las aportaciones de alimento a lo largo del día deja bastante que desear. Las estadísticas que se refieren al desayuno, que no representa más que el 15% de la aportación alimentaria, son eficaces:

— el 30% de las adolescentes pretenden no tener hambre al despertar
— el 24% dicen no tener tiempo de comer por la mañana
— el 7% no desayunan nunca.

En suma, más del 60% de las adolescentes descuida una de las comidas principales del día, práctica que conduce a la multiplicación de los tentempiés entre comidas y por fin a pellizcar continuamente.

Y lo peor es que estos tentempiés son con frecuencia pastelitos, dulces, golosinas o chucherías saladas con bebidas azucaradas, y pocas veces frutas, por lo que hay un exceso de consumo de malos glúcidos (azúcares y harinas blancas), grasas saturadas y sal, pero sobre todo un consumo de alimentos empobrecidos en el plano nutricional (falta de vitaminas, sales minerales y oligoelementos).

MICRONUTRIENTES	DÉFICIT DE LAS APORTACIONES EN LA ADOLESCENCIA
Calcio	–35%
Magnesio	–30%
Hierro	–44%
Zinc	–29%
Vitamina E	–78%
Vitamina B_9	–78%
Vitamina B_2	–17%
Vitamina B_6	–85%
Vitamina B_{12}	–5%
Vitamina C	–2%
Vitamina A	–75%

El estudio del Val-de-Marne, realizado en 1988, demuestra claramente la magnitud del déficit de las aportaciones en micronutrientes en relación a las cantidades deseables.

Se notan así importantes carencias de calcio, magnesio y vitaminas, indispensables en este período en que las transformaciones del cuerpo son importantes.

Los resultados se explican por la prioridad dada equivocadamente a determinados alimentos en detrimento de otros que no se toman en consideración, hasta el punto de que algunas no dudan en calificarlos de «repugnantes». Éstos son naturalmente los que poseen una riqueza excepcional en micronutrientes.

ALIMENTOS PRIVILEGIADOS	ALIMENTOS DESACREDITADOS
Zumo de fruta envasado	Sesos
Crêpes	Tripa
Pizzas	Riñones
Helados	Mollejas de ternera
Patatas fritas	Embutidos
Tartas saladas *(quiches)*	Hígado
Bollos	Huevos
Pastelería	Quesos fermentados
Puré de patatas	Ostras
Pastas blancas	Morcilla negra
Zanahorias	Vino
Jamón cocido	
Yogur de frutas	
Fruta roja (fresas, cerezas, frambuesas)	

En 1990, el estudio de C.R.E.A. (Centro de Investigación sobre el Niño y el Adolescente) demostraba que había incluso algunos alimentos que eran desconocidos por la mayor parte de las chicas: brécol, ruibarbo, berros, acedera... (por más del 50%), garbanzos secos, calabaza, apio y salsifí (más de un 30%).

También se pudo descubrir en el estudio que:

— 15% de las chicas no comen nunca fruta
— 27% no beben nunca leche
— 30% no comen nunca queso.

En cambio se veía que el consumo de bebidas azucaradas (zumos de fruta industriales o colas) era muy importante, algo que ya se temía.

BEBIDAS AZUCARADAS	CONSUMO DIARIO
• de 0 a 25 cl	52%
• de 25 a 50 cl	23%
• de 75 a 100 cl	10%
• > 100 cl	8%
	7%

El estudio contenía además otras informaciones interesantes que podían aclararnos las costumbres alimentarias de las adolescentes.

Consumo de bebidas alcohólicas en adolescentes de dieciséis años:

— 56% de las adolescentes consumen regularmente un alcohol fuerte (y el 10% varias veces por semana)
— 25% consumen regularmente cerveza (un litro de promedio por semana)
— 21% consumen regularmente vino (50 cl de promedio semanal).

En otras encuestas hemos podido comprobar que:

— el 33% de las adolescentes se han emborrachado al menos una vez antes de los dieciséis años (45% en los institutos y 17% en los colegios)

— el 22% de ellas abusan del alcohol más de diez veces por año, sobre todo en los ambientes desfavorables.

No menos alarmante es el tabaquismo, característico de la adolescencia:

EDAD	% DE ADOLESCENTES QUE FUMAN
• de 10 a 11 años	5,5%
• de 12 a 13 años	7,5%
• de 14 a 15 años	21,5%
• de 16 a 17 años	42,5%
• de 18 a 24 años	65,5%

A los dieciséis años, el porcentaje de jovencitas que fumaban más de doce cigarrillos al día era:

— en colegios: 17%
— en institutos: 30%
— en FP: 48%
— en trabajo en prácticas: 61%

Actualmente, las adolescentes que tienen como primera dedicación los estudios, suelen verse libres de las tareas del hogar, al igual que los muchachos, lo que, a falta de transmisión técnica y cultural por parte de la madre, las lleva casi siempre a un desconocimiento de la cocina. Más del 30% de ellas son incapaces incluso de cocer un huevo.

De esta ruptura con la tradición ha nacido un cierto desinterés por las comidas, por su preparación y, como consecuencia, por la gastronomía en general.

Se comprende que, en este contexto, el plato preparado o el *fast-food* puedan ser la mejor respuesta a la necesidad de alimentarse.

La comida, que ha perdido completamente su dimensión de convivencia, ya no es el lugar de intercambios privilegiados que era antes. Por otra parte, si se pregunta a muchachas adolescentes qué actividad prefieren para pasar un buen momento, responden:

— ir al cine, el 28%
— escuchar música, el 24%
— hacer deporte, el 19%
— discutir, el 17%
— leer, el 11%
— compartir una buena comida, solamente el 0,6%.

Por una educación del «bien-comer»

Teniendo en cuenta las tristes comprobaciones que acabamos de realizar, será necesario en primer lugar que las adolescentes tomen conciencia de lo importante que es la manera de alimentarse para su salud presente y futura.

Contrariamente a lo que creen algunos, el cuerpo de una adolescente, aunque ya esté formado, no ha llegado sin embargo a su estado de madurez. No es aún «adulto». Por eso necesita una alimentación adecuada para acabar el crecimiento. Además, de una alimentación correcta dependerán sus resultados físicos o intelectuales presentes, pero también su estado de salud futuro.

Éstos son algunos de los consejos generales que dirijo a las adolescentes.

1. Una aportación suficiente de proteínas

Deberá calcularse a razón de 1,2 g por kilo de peso y las proporcionarán la carne, el pescado, los huevos, el queso y también las proteínas vegetales (soja, leguminosas, alimentos completos, cereales, frutos oleaginosos).

2. Una aportación satisfactoria de calcio

Esto implica el consumo de leche o de queso, en cada una de las tres comidas.

Esta aportación de calcio no sólo permitirá acabar la construcción del esqueleto, sino también asegurar la prevención de riesgos en los futuros embarazos y sobre todo después de la menopausia (riesgos de osteoporosis y de fracturas). Se necesitan diariamente 1.200 mg de calcio.

Para mayor información, encontrarán un poco más abajo una lista de alimentos en los que la cantidad indicada aporta por sí sola 300 mg de calcio, con lo que les bastará consumir cuatro porciones por día o comerlas conjuntamente.

ALIMENTOS RICOS EN CALCIO (300 MG POR RACIÓN)	
30 g de gruyere	100 g de sémola
50 g de camembert	150 g de berros
2 yogures	150 g de almendras o avellanas
1/4 l de leche	400 g de pan integral
300 g de requesón	850 g de col verde
10 *petits-suisses*	4 naranjas grandes
	1 kg de pescado
	2 kg de carne

3. Una aportación correcta de hierro

Ya hemos visto que el déficit en hierro era una de las carencias más serias de la adolescente, porque consume muy pocos de los alimentos que lo contienen en cantidad (ver el cuadro siguiente), y eso en un momento en que las necesidades de hierro aumentan por el crecimiento de los tejidos de su organismo y por el aumento de la cantidad de glóbulos rojos.

Por otra parte, durante la regla se produce una pérdida de hierro tanto más importante cuanto más abundantes y largas son las hemorragias.

No debemos olvidar que las carencias de hierro favorecen la anemia y la fatiga, y engendran un descenso de los logros físicos e intelectuales así como una menor resistencia a las infecciones.

Incluso pueden presentar un freno para el adelgazamiento, porque el hierro favorece la formación natural de la L-Carnitina, una enzima que permite el uso prioritario de los ácidos grasos libres.

La ración de hierro que necesita diariamente una jovencita es de 18 mg, pero hay que distinguir dos tipos de aportaciones:

— el hierro hemínico, que proviene de las carnes y de los pescados, y que es absorbido en un 25%
— el hierro no hemínico, que se encuentra en los vegetales y que solamente es absorbido en un 5%.

Por este motivo, a los vegetarianos les es muy difícil tener una aportación alimentaria correcta en hierro.

FUENTES DE HIERRO HEMÍNICO (POR 100 G)		FUENTES DE HIERRO NO HEMÍNICO (POR 100 G)	
Almejas (marisco)	25 mg	Cacao en polvo puro	15 mg
Mejillón	25 mg	Chocolate con 70% de cacao	10 mg
Morcilla negra	20 mg	Habas	10 mg
Hígado de cerdo	15 mg	Judías blancas	8 mg
Hígado de buey o cordero	10 mg	Lentejas	7 mg
Yema de huevo	7 mg	Frutos oleaginosos	5 mg
Ostras	6 mg	Frutos secos	4 mg
Hígado de ternera	5 mg	Espinacas	4 mg
Carne	3 mg	Pan integral	3 mg
Aves y pescados	3 mg		

Aclaremos que una alimentación rica en taninos (vino, té) y en fibras puede limitar un poco la absorción del hierro ingerido.

4. Una aportación óptima de vitaminas

Para esto, se deben evitar totalmente los alimentos refinados y privilegiar los cereales completos así como las leguminosas (lentejas, judías secas, garbanzos...).

Un suplemento de levadura seca y de germen de trigo, como ya recomendamos antes, es casi indispensable para las adolescentes.

Y también como ya hemos dicho anteriormente, las adolescentes deberán consumir cada día frutas y hortalizas (ricas en vitamina C) y preferir los alimentos ricos en vitamina E: aceite de oliva, aceite de girasol, frutos oleaginosos...

EL ADELGAZAMIENTO EN LA ADOLESCENTE

Hace tiempo, antes de la primera comunión, que se hacía alrededor de los 11 años, las chiquillas eran delgadas, endebles, casi flacas. Después, el período de pubertad, acompañado de sus trastornos hormonales, les hacía adquirir ciertas curvas. Algunas incluso engordaban un poco mientras aparecían espinillas en sus caritas.

Hacia los diecisiete años, todo estaba otra vez más o menos en orden. Las jovencitas habían adquirido formas (las que corresponden, a Dios gracias, a los indispensables atributos femeninos), pero su silueta tenía ahora una nueva esbeltez.

A los dieciocho años, su cuerpo había alcanzado la plenitud física y su talle de avispa subrayaba el perfil del pecho, firme y alto, así como las discretas redondeces de sus nalgas musculosas. Era la edad de la seducción, de los amores y, convencionalmente, del matrimonio.

En la actualidad, la chiquilla moderna es a veces ya un poco regordeta antes de la pubertad. Y no hay que sorprenderse de eso, porque después de las harinas del primero, segundo y tercer año, su comida habitual han sido los ravioles, el arroz blanco, las patatas, los *crêpes* rellenos congelados, las *quiches* y las pizzas, sin olvidar los famosos caramelos, las pastas secas, las barritas matahambre y las sodas superazucaradas. El páncreas se ha visto sometido a duras pruebas desde su más tierna infancia.

En estas condiciones, la entrada en la adolescencia, con todos los trastornos hormonales que lleva consigo, es una desventaja más que se agrava con la clase de alimentación: *fast-food,* coca-cola, chucherías a todas horas y bebidas alcohólicas.

De esta manera, los kilos se van instalando rápidamente. Entonces, para contrarrestarlos, se saltan las comidas y se empiezan ciegamente regímenes hipocalóricos cuyas consecuencias (descritas en la primera parte de la obra) se ven aun amplificadas por la sensibilidad particular de un organismo en plena transformación.

Estas consecuencias son bastante clásicas:

— Aumento de las células adiposas (hiperplasia) debido a las restricciones. El organismo se siente más inclinado a hacerlo porque está en pleno trastorno.
— Agravamiento de las carencias en nutrientes, que puede acabar en serios problemas de salud: cansancio, anemia, sensibilidad a las infecciones.
— Regreso a un peso superior como consecuencia del efecto de rebote, que puede ser muy negativo para la moral de la muchacha.
— Desarrollo de los trastornos clásicos del comportamiento alimentario, como son la bulimia y después la anorexia.

Bulimia y anorexia

Aunque opuestos en apariencia, estos dos trastornos del comportamiento se alternan con frecuencia en las adolescentes. La joven comienza por desarrollar lo que los especialistas llaman una «dismorfofobia», es decir, una mala imagen de sí misma (al 35% de ellas no les gusta su cuerpo). Este rechazo de su propia apariencia la conduce a obsesionarse con los modelos estándar de delgadez en boga y la obliga a optar por una restricción voluntaria de su aportación alimenticia. Es la fase de anorexia.

Después, como tiene hambre, y ésta se hace insostenible, empieza a comer compulsivamente. Es la fase de bulimia, que puede ir acompañada, como ya hemos dicho antes, de vómitos voluntarios o de la ingestión de laxantes, diuréticos o fármacos para quitar el hambre.

Esta situación es sumamente peligrosa porque puede conducir a un descenso de la tasa de potasio, que a su vez puede favorecer los trastornos del ritmo cardíaco y una intensa fatiga muscular. Estos trastornos del comportamiento son mucho más frecuentes en el extranjero (sobre todo en los países anglosajones), donde los factores culturales en materia de alimentación son casi nulos. Según las estadísticas, en Francia, los episodios bulímicos se dan en un 6% de las estudiantes y la anorexia en un 3 o 4% de las adolescentes.

Si bien los tratamientos sobre el comportamiento llegan a mejorar considerablemente la suerte de las bulímicas, el pronóstico sigue siendo más reservado por lo que se refiere a las que padecen anorexia, a pesar de las hospitalizaciones repetidas con frecuencia.

Por un código de buena conducta en materia de adelgazamiento

Hay que reconocer que las mujeres son capaces de una gran determinación: es una de sus cualidades. En cambio, uno de sus defectos es que no siempre matizan, lo que las conduce a veces a comportamientos excesivos. Y en materia de alimentación, conviene siempre conservar la justa medida.

Los consejos generales contenidos en la primera parte

de esta obra son válidos para todas las personas. Sin embargo, creo que para una adolescente no es necesario poner en práctica una fase de adelgazamiento acelerado como lo permite la FASE I.

Aparte de las obesidades patológicas, que deben ser tratadas por un especialista (por ejemplo un endocrinólogo), una sobrecarga ponderal de algunos kilos sólo podrá desaparecer definitivamente a partir de una reconsideración de las costumbres alimentarias (FASE II).

En cualquier caso, la adolescente deberá leer toda la primera parte del libro. Porque es importante que comprenda cómo funciona el organismo y también cómo reconocer los alimentos para poder elegirlos juiciosamente. No sirve de nada privarse de tal o cual alimento con el prextexto de que hace engordar. Lo que hay que comprender es que ningún alimento, tomado individualmente, hace engordar, ni siquiera la patata o la mantequilla. Es la interacción de los alimentos entre ellos y, en algunas personas, el desencadenamiento de mecanismos metabólicos particulares, lo que puede llevar a un aumento de peso.

Una vez dicho esto, he aquí la lista de consejos que deberían bastar para que la adolescente recobrara un equilibrio ponderal normal y una mayor vitalidad.

— Hacer tres comidas por día procurando no saltarse nunca ninguna.

— Evitar los glúcidos de índices glicémicos elevados y sobre todo los muy elevados: patatas, harinas blancas, azúcar...

— Evitar pellizcar entre horas. Si se siente el estómago vacío a media mañana, se puede comer fruta, incluso frutos secos (sobre todo higos), o, por ejemplo, en la merienda, una rebanada de pan integral acompañada de mermelada «100% de fruta» sin azúcar añadido. También se puede tomar de vez en cuando algo dulce, por ejemplo, unas pastillas de chocolate con un 70% de cacao o más.

— En las comidas principales habrá que evitar los *fast-food.* Si se va a una pizzería, elegir más bien las berenjenas o la ensalada *caprese.* En el peor de los casos, son siempre preferibles las patatas blancas, cuyo índice glicémico es de 55/60, a los preparados a base de harina blanca (pizzas, hamburguesas, *hot-dogs...)* o patatas fritas, cuyo índice glicémico, como el del *gratin dauphinois,* está entre los más elevados.

— Volver a descubrir los platos de la abuela: el cerdo con lentejas, las judías verdes, los garbanzos, el cocido con nabos, coles y puerros.

— Comer productos lácteos. Tomar leche descremada por la mañana, con el desayuno. Comer queso. Descubrir de nuevo la riqueza que da la tierra. Si no le gusta el queso, comer entonces yogures, sin ningún límite.

— En el desayuno, tomar pan integral con mantequilla, o probar con los cereales sin refinar o con los mueslis. Es bueno, cómodo y rápido de preparar.

— No suprimir las grasas de la alimentación, pero elegir preferentemente las buenas grasas, la de los pescados (el arenque, el salmón, la caballa, las sardinas) y la de los aceites de oliva, de nuez y de girasol.

— Suprimir todas las bebidas industriales y sobre todo la coca-cola. Es preferible la fruta exprimida, sin azúcar añadido. Concederse una copa de vino tinto, de vez en cuando, por ejemplo, al final de una comida de fin de semana. En el aperitivo, no tomar nunca alcohol duro. Pedir un zumo de tomate o, en todo caso, una copa de vino.

— Redescubrir el placer de comer y el de cocinar. No crea, como lo creyó su madre en un momento dado, que es degradante pasarse el tiempo preparando platos sabrosos. Al contrario, cocinar es un auténtico arte. Ser *chef de cuisine* es actualmente mucho más prestigioso que «técnico informático».

¿HACE ENGORDAR LA PÍLDORA?

Cerca del 70% de las adolescentes, entre dieciocho y veinte años, toman la píldora. Y los laboratorios guardan una asombrosa discreción respecto a los eventuales efectos de la píldora anticonceptiva sobre el peso de las mujeres que la utilizan.

Hace unos años, era difícil negar que las primeras generaciones de píldoras ocasionaran un aumento de peso. En la actualidad, es casi seguro que las píldoras de tercera generación, las que utilizan actualmente, no tienen ninguna incidencia ponderal, al menos en las adolescentes delgadas.

Como máximo puede observarse, a veces, un aumento ponderal de unos dos kilos en los seis primeros meses. Pero este aumento no corresponde forzosamente a una acumulación suplementaria de grasa, sino más bien a una retención adicional de agua debida al consumo de estrógenos. Cuando el aumento de peso es más tardío, parece tratarse, en cambio, de una sobrecarga de grasa debida a los efectos anabolizantes de la progesterona.

Las informaciones científicas de que disponemos a este respecto demuestran, sin embargo, que existe un riesgo de secreción excesiva de insulina incluso con las píldoras de tercera generación.

Parece ser, pues, que en el caso de mujeres que padezcan hiperinsulinismo, o insulinorresistencia, y que tengan además un problema ponderal (obesidad), el tomar la pastilla sólo puede conducir a un aumento de los problemas metabólicos.

Tanto es así que los médicos no prescriben de entrada estas píldoras de tercera generación, de efectos secundarios menores, sino que continúan recetando píldoras de segunda generación.

En una palabra, la vigilancia es un buen consejo, sobre todo para las adolescentes que comienzan a tomar la píldora teniendo ya una sobrecarga ponderal, porque no puede excluirse un aumento de peso en función de las sensibilidades individuales. Si se ganan más de tres kilos, conviene consultar con el médico que ha recetado el medicamento.

En este caso, es muy importante respetar los principios del método, puesto que su finalidad es reducir la hiperinsulinemia.

Por otra parte, hay que reconocer que las píldoras mejoran generalmente los problemas de las pieles con acné y que algunas incluso están especialmente adaptadas a su tratamiento.

ADOLESCENCIA, DEPORTE Y NUTRICIÓN

En la adolescencia, el ejercicio físico no es solamente deseable, sino totalmente recomendable. Practicar un deporte de una manera regular y razonable es una garantía de buena salud para el sistema muscular, respiratorio y cardíaco, sin contar con que se trata de la mejor manera de «desfogarse» con compañeros y compañeras.

Para una deportista cuyo organismo esté en pleno crecimiento, la ración de proteínas debe ser importante (1,5 g/kg por día), por lo que tendrá que aumentar su consumo de carne, pescado, productos lácteos, y huevos... Al mismo tiempo que deberá beber mucha agua para eliminar el ácido úrico y la urea producidos por el esfuerzo.

Naturalmente, los músculos son los órganos más utilizados cuando se practica una actividad deportiva, y su principal carburante, como sabemos, es la glucosa. Ahora bien, la glucosa se almacena en el cuerpo en forma de glicógeno en el hígado y en los tejidos musculares que son una especie de depósitos. Después de la digestión, todos los glúcidos se transforman en glucosa (salvo la fructosa).

Durante mucho tiempo se recomendó a los deportistas que consumieran «glúcidos lentos» en previsión del esfuerzo físico. Ahora sabemos que esta opinión es equivocada y que antes de llevar a cabo cualquier esfuerzo muscular, lo que hay que ingerir son glúcidos de índice glicémico bajo (frutos, cereales, pan integral, leguminosas y pastas completas).

Comer patatas, arroz blanco, golosinas y pastelillos sólo puede conducir a una elevación rápida de la glicemia (aumento del porcentaje de glucosa en la sangre), cuya consecuencia será, como todos sabemos, una fuerte secreción de insulina.

Ésta puede originar, dos o tres horas después de la ingestión, una fuerte hipoglicemia cuya principal característica será la aparición de una fatiga perjudicial para la actividad física. Es el famoso «desfallecimiento».

La víspera de la competición deportiva importante se debería seguir el siguiente programa:

— Consumir una cena centrada en glúcidos de índice glicémico bajo, como las pastas integrales o alguna leguminosa (lentejas, judías, garbanzos, sémola integral...). Esta aportación de buenos glúcidos permitirá sostener el esfuerzo durante un período más largo.

— En el desayuno, que deberá hacerse, si es posible, tres horas antes de la actividad deportiva, se tomará pan completo acompañado de mermelada de fruta sin azúcar y/o cereales sin refinar (sin azúcar), acompañados de productos lácteos con 0% de materias grasas (leche caliente o fría, yogur o requesón).

INFORMACIONES COMPLEMENTARIAS

—El alcohol es un carburante que los músculos no saben utilizar. Así pues, contrariamente a lo que proclaman ciertas ideas bastante generalizadas, no puede ayudar en absoluto al esfuerzo muscular. El ejemplo más palpable es el de la cerveza. Además, al ser diuréticas, las bebidas alcohólicas no hacen más que agravar la situación.

—El régimen escandinavo, que consiste en prescindir de los glúcidos desde el sexto al cuarto día antes de la competición deportiva e, inversamente, no consumir más que pastas y arroz durante los tres días que preceden a la prueba, debe reservarse a los deportistas de nivel muy alto y bajo un estricto control médico. No es apto para el deportista aficionado.

—Los calambres y las punzadas en el costado pueden tener diversas causas: una hidratación insuficiente, falta de glicógeno, un estado hipoglicémico, un exceso de ácido en los músculos...

— Como el esfuerzo de la deportista necesita una aportación de agua importante, sobre todo si la temperatura es elevada, deberá beber desde que se despierte, y a traguitos continuados, agua con limón o té, porque la falta de hidratación es muy frecuente entre los deportistas.

— Durante el esfuerzo, y sobre todo si es prolongado, hay que continuar almacenando glicógeno para no quedarse sin combustible.

Cuando la actividad muscular es importante, la secreción

de insulina es automáticamente débil, casi insignificante. Beber regularmente durante el esfuerzo deportivo no es solamente un consejo, es una necesidad. Para esta ocasión, se puede preparar un recipiente con un litro de agua, cuatro cucharadas grandes de fructosa y el zumo de dos limones.

Si el deporte lo permite (bicicleta), se podrán consumir frutos secos o barras energéticas (cereales sin refinar, pasta de almendras o frutos).

De esta manera, gracias a una alimentación bien concebida y a un mínimo de entrenamiento muscular y respiratorio, sus horas —o su día— de actividad deportiva se desarrollarán en condiciones físicas óptimas, sin desfallecimientos ni cansancio excesivos.

Así es como el deporte se convertirá en una auténtica fuente de placer para la adolescente.

¿CÓMO TENER UNA PIEL BONITA?

Con frecuencia, el estado de la piel, del cabello y de las uñas es un reflejo del estado de salud. Una piel mate, el cabello graso, quebradizo o despuntado, y uñas salpicadas de puntos blancos o que se agrietan, son el reflejo de un organismo defectuoso. La causa de estos trastornos reside con frecuencia en una alimentación mal equilibrada, que lleva a carencia de vitaminas, oligoelementos, sales minerales, sales aminadas azufradas y ácidos grasos esenciales.

Las vitaminas A y E son determinantes para la cantidad de la piel.[1]

1. Ver el cuadro de las vitaminas en el capítulo VI de la primera parte.

— la vitamina B_5 favorece la hidratación cutánea y fortifica los bulbos pilosos
— la vitamina B_8 evita que el cabello sea demasiado grasiento y que se caiga
— el zinc regula la secreción del sebo (anormal en caso de acné) y contribuye a la calidad del pelo.

Estos micronutrientes se pueden encontrar naturalmente en los diversos productos cosméticos que se usan diariamente, pero el medio más seguro es ingerirlos gracias a una alimentación rica en plan nutritivo.

Tomar complementos alimenticios de síntesis, cuya absorción intestinal es débil, no es una buena solución. En cambio, se puede complementar la alimentación gracias a dos productos naturales extraordinariamente ricos en nutrientes: el germen de trigo y la levadura de cerveza.

El acné, que se manifiesta durante la pubertad, se debe a un exceso de sebo (secreción grasa cutánea) que se complica con inflamaciones e infecciones.

Por lo tanto, no tiene ninguna relación con la alimentación. Así que las adolescentes con espinillas pueden seguir comiendo chocolate con más de un 70% de cacao y salchichón sin inquietarse. En cambio el cansancio excesivo, la falta de horas de sueño y el tabaquismo, sí que pueden contribuir en gran manera a deteriorar seriamente la piel.

¿CÓMO PREVENIR LA CELULITIS?

La celulitis es la obsesión de las mujeres adultas, porque es el período de su existencia en que es más evidente. Sin embargo, es el resultado de un largo proceso que comienza en la adolescencia. La mejor manera de evitarlo es, sin duda, prevenirlo.

La celulitis tiene causas multifactoriales: genéticas, hormonales, circulatorias, alimentarias y psicológicas, pero el factor inicial es siempre hormonal. Se debe a un exceso de secreción de estrógenos o bien a una hipersensibilidad a los estrógenos, incluso cuando están presentes en cantidad normal. Estos últimos actúan sobre las células grasas (o adipocitos) favoreciendo su aumento en número o en tamaño.

Esta hinchazón de las células grasas será más abundante cuando el reparto de las grasas del sujeto sea del tipo ginoide: tendencia a tener nalgas, caderas y muslos.

El esquema de la fabricación de la celulitis es simple: los adipocitos (hinchados de grasa) aumentan de volumen y comprimen los vasos sanguíneos, bajo la acción de los estrógenos. Entonces, los intercambios circulatorios se hacen de manera defectuosa.

La zona subcutánea se espesa (aparición de la famosa piel de naranja), los residuos celulares se evacúan mal, se perturban los movimientos de agua y se comprimen las terminaciones nerviosas (presencia de dolores).

El tejido conjuntivo de sostén se endurece y acaba por compartimentar los depósitos de grasa. Entre las hormonas que son en parte responsables de la celulitis, está la insulina (cuya importante secreción, como ya hemos visto al principio de este libro, es función de las preferencias alimentarias).

En caso de estrés, los corticoides de las glándulas suprarrenales intervienen también en los riesgos de celulitis.

Naturalmente, la primera de las medidas de prevención consiste en evitar cualquier transgresión alimentaria, aplicando los principios de nutrición contenidos en este libro.

Si, ya desde la pubertad, la joven presenta trastornos

circulatorios en las piernas con tendencia a la hinchazón, convendrá evitar los baños demasiado calientes y las exposiciones al sol demasiado largas. El médico puede prescribir eventualmente un tratamiento contra la insuficiencia venosa.

Además, hay que evitar los vestidos y la ropa interior demasiado apretada que estorban la circulación sanguínea (tejanos y otras prendas ceñidas).

Será necesaria la práctica de una actividad deportiva para combatir los efectos nefastos del estado sedentario, puesto que los músculos insuficientemente desarrollados dejan el campo libre a los paquetes de grasa.

Finalmente, nunca es demasiado tarde para aprender a dominar el estrés. En este terreno, son de gran ayuda técnicas como el yoga o la sofrología.

IV

LA MUJER DE TREINTA AÑOS

La mujer adulta, cuyo arquetipo es la de treinta años, está por definición en lo mejor de la edad. La adolescencia no es para ella más que un vago recuerdo y la menopausia, un horizonte lejano y casi inconcebible.

Este período de la vida femenina está generalmente marcado por una actividad profesional intensa y una vida conyugal o marital activa en la que el embarazo es el acontecimiento más importante.

En estos años, que van de los treinta a los cuarenta y cinco, las costumbres alimentarias de las mujeres son diversas. Varían según la educación, pero sobre todo en función del tiempo que dedican a la elaboración de las comidas.

Las encuestas alimentarias demuestran que estas costumbres, aun siendo mejores que las de las adolescentes, generalmente tienden a debilitar el organismo.

Revelan excesos (demasiado azúcar, demasiada sal, demasiadas harinas blancas) e insuficiencias (no se consumen suficientes verduras ni derivados lácteos ni bebidas) que pueden exponer a la mujer a carencias (déficit de hierro, de vitaminas C, E, B, de calcio y de magnesio). A eso hay que añadir graves peligros de gordura y de celulitis, sin contar la fatiga crónica. Las mujeres de esta edad necesitan pues un replanteamiento de los hábitos de alimentación para satisfacer su deseo de gustar y también el de estar en plena forma.

EL PROGRAMA DE «PLENA FORMA»

Los consejos que hemos formulado en el capítulo dedicado a las adolescentes, siguen siendo válidos, aunque con algunos matices. Para evitar la fatiga y una gran vulnerabilidad al estrés, hay que centrar la atención en algunos puntos.

1. Aportación suficiente en magnesio

La tendencia moderna que consiste en consumir prioritariamente alimentos refinados en detrimento de alimentos naturales, crudos, como las leguminosas, conduce a un déficit crónico de magnesio.

CONTENIDO EN MAGNESIO			
ALIMENTOS REFINADOS (POR 100 G)		ALIMENTOS BRUTOS (POR 100 G)	
Pan blanco	30 mg	Pan completo	80 mg
Arroz blanco	30 mg	Pan integral	90 mg
Pastas blancas	52 mg	Arroz completo	140 mg
		Pastas integrales	70 mg

ALIMENTOS RICOS EN MAGNESIO	
El cacao en polvo (Van Houten)	420 mg/100 g
El germen de trigo	400 mg/100 g
Las almendras	260 mg/100 g
El chocolate con 70% de cacao	200 mg/100 g
Las judías secas	160 mg/100 g
Las nueces y las avellanas	140 mg/100 g
El arroz completo	140 mg/100 g
Los copos de avena	130 mg/100 g
Las lentejas	90 mg/100 g
El pan integral	90 mg/100 g
Los higos secos	85 mg/100 g
Las pastas integrales	70 mg/100 g

La ración habitual de las mujeres francesas en magnesio es de 210 mg por día, mientras que la aportación aconsejada es de 330 mg. Esta carencia favorece el cansancio, los calambres, la hiperemotividad y los espasmos.

2. Aportación suficiente de vitamina B_6

En mujeres que toman la píldora, el cansancio acompañado de irritabilidad y de pequeñas depresiones se debe generalmente a un déficit de vitamina B_6. El estudio de Val-de-Marne nos muestra que el 85% de las mujeres tienen una aportación inferior a la cantidad aconsejada debido a los malos hábitos alimentarios. El déficit puede verse agravado por la ingestión de la píldora, un embarazo reciente o el abuso de glutamato.

Además, como se sabe, una insuficiencia de vitamina B_6 puede ocasionar, además de los síntomas ya citados, sensaciones de vértigo, un desarreglo de la secreción del sebo (la piel y el cabello grasos), y una atracción muy fuerte hacia las golosinas (por falta de serotonina).

La dosis deseable de vitamina B_6 por día es de 2 mg. Puede obtenerse consumiendo los siguientes alimentos:

— levadura de cerveza .... 4 mg/100 g
— germen de trigo .... 3 mg/100 g
— semillas de soja .... 1,5 mg /100 g
— aguacate .... 0,60 mg/100 g
— legumbres secas .... 0,50 mg/100 g
— arroz completo .... 0,50 mg/100 g
— pescado .... 0,40 mg/100 g

3. Aportación correcta de vitamina C

Aunque aún no ha terminado el debate que los expertos desarrollan actualmente sobre los efectos tónicos de la vitamina C (en dosis fuertes), hay acuerdo general en que gran cantidad de ellos son benéficos, puesto que:

- estimula las defensas del organismo contra las infecciones
- ayuda a luchar contra el estrés y favorece la síntesis de ciertas hormonas (esteroides)
- facilita la absorción del hierro y la síntesis de la L-Carnitina
- protege de la nocividad causada por el humo de los cigarrillos.

A la inversa, se sabe que un déficit de vitamina C favorece algunos males, como:

— la fatiga
— el ahogo producido por el esfuerzo
— la somnolencia

— los dolores musculares
— los riesgos de infección.

Por eso es necesario asegurarse una aportación diaria de 80 a 90 mg de vitamina C.

ALIMENTOS QUE CONTIENEN 50 MG DE VITAMINA C	
30 g de grosella 25 g de kiwi 50 g de pimiento crudo 50 g de perejil 50 g de perifollo	70 g de berro 80 g de col lombarda cruda 100 g de agrios 200 g de hígado o riñones

La mujer que fuma necesita más cantidad de vitamina C, porque al fumar un paquete de cigarrillos al día se destruyen alrededor de 50 mg de vitamina C.

Así, pues, la mujer que fume debe asegurarse un aporte de 150 a 200 mg, según la cantidad de cigarrillos que consuma para evitar cualquier déficit y proteger sus células de la oxidación.

Pero es peligroso consumir demasiada vitamina C porque puede favorecer, por ejemplo, la aparición de cálculos en la orina (cólicos nefríticos).

También debemos tener en cuenta que la vitamina C sintética, que se vende en comprimidos, no es tan bien absorbida por el organismo como la que poseen los alimentos.

4. Evitar cualquier riesgo de hipoglicemia

(Releer el capítulo VI de la primera parte)

FRENOS AL ADELGAZAMIENTO

En materia de adelgazamiento, la igualdad de los sexos no es siempre una regla. Incluso si toman juntos todas las comidas y comparten una alimentación idéntica, tanto en naturaleza (conforme a los principios del Método) como en cantidad, el hombre y la mujer pueden llegar a resultados muy diferentes. Al cabo de algunos meses, el hombre podrá felicitarse de tener, por ejemplo, diez kilos menos, mientras que la mujer se lamentará de haber perdido solamente tres.

En este caso, la señora estará tentada a pensar que *el Método Montignac va mejor para los hombres que para las mujeres,* olvidando demasiado deprisa que su mejor amiga (la que le ha aconsejado que comprara el libro) perdió ocho kilos sin problemas, y únicamente en dos meses, así que su conclusión ha sido un poco apresurada. No se debe querer comparar a toda costa dos entidades no equiparables. No solamente porque puede haber sensibilidades muy diferentes entre dos mujeres, sino porque entre mujeres y hombres hay muchas y notables diferencias.

1. Las mujeres son más «gordas» que los hombres

El organismo femenino posee un volumen de grasa superior al de su homólogo masculino: un 22 a 25% contra un 17% en el hombre. Esta «disminución» se traduce por un capital de células grasas (adipocitos) más importante.

2. Distribución diferente de las grasas

En la mujer, el reparto de las grasas acostumbra a ser del tipo ginoideo (por debajo de la cintura) con una ocasional complicación celulítica. En el hombre es generalmente del tipo androide (por encima de la cintura).

Esta particular topografía femenina (caderas, nalgas y músculos generosos) tiene una función natural muy concreta: garantizar la reserva energética en previsión de un posible embarazo o de una lactancia. La preocupación vital que consistía en almacenar reservas para prevenir un posible período de hambre o de escasez es anacrónica actualmente en nuestros países industrializados, pero el organismo femenino conserva aún con frecuencia el reflejo ancestral.

Las células adiposas de la parte inferior del cuerpo de la mujer tienen en realidad receptores particulares más «programados» para acumular reservas que para dejarlas marchar. Por lo que el ocasional aumento de peso, a este nivel anatómico, es más resistente a cualquier tentativa de adelgazamiento.

3. Sensibilidad acrecentada a las hormonas

Cuando la mujer está sexualmente activa, sufre la influencia de su clima hormonal, cosa que no ocurre en el hombre. La pubertad, el embarazo, un desequilibrio estrógeno/progesterona y la menopausia son etapas de riesgo que pueden favorecer un eventual aumento de peso.

En período premenstrual, es decir, durante los días que preceden a las reglas, puede haber una exacerbación del apetito y una tendencia a las compulsiones glucídicas, es decir, un deseo de alimentos azucarados.

Este período va acompañado frecuentemente de una débil tendencia depresiva (descenso de la serotonina), por lo que se explica el deseo de tomar azúcar, puesto que este alimento hace subir el nivel de la serotonina.

Hay que especificar que algunos tratamientos hormonales, si no están bien dirigidos, pueden favorecer también el aumento de peso (ver el capítulo V de la segunda parte).

4. Un pasado de mujer, «cargado» de sucesivos regímenes

Generalmente, los hombres empiezan su primer régimen de adelgazamiento entre los treinta y cinco y los cuarenta y cinco años, al mismo tiempo que reanudan su actividad deportiva, dejan de fumar, cambian de situación profesional, e incluso a veces de vida conyugal. En cierta manera son «vírgenes de todo régimen», por lo que su organismo reacciona mucho mejor y el adelgazamiento persiste más fácilmente.

Las mujeres, en cambio, se adaptan de mejor grado a privaciones de alimento desde la pubertad. Se lanzan a la guerra con la idea de combatir ciertas redondeces debidas a la adolescencia, pero también luchan contra las hipotéticas sobrecargas debidas a su comparación con las escuálidas modelos que aparecen en las revistas femeninas.

Los regímenes hipocalóricos se van repitiendo a lo largo de los años y, al cabo del tiempo, el cuerpo está «escarmentado» por las sucesivas pérdidas de peso, seguidas siempre de nuevos aumentos ponderales, y su instinto de conservación pone en marcha ciertos mecanismos de regulación con la finalidad de recuperar las grasas perdidas, y además consolidarlas, creando de esta manera una resistencia a cualquier tentativa posterior de adelgazamiento.

Para lograrlo, el organismo llega incluso a aumentar el número de células grasas para poder acumular el máximo de reservas. Y así es como a la obesidad hipertrófica (los adipocitos se hinchan de grasas) se añade una obesidad hiperplástica (creación de nuevos adipocitos).

5. ¡Atención a las carencias proteínicas!

A diferencia de los hombres, las mujeres no comen mucha carne. Además, comen mucho menos queso y con frecuencia les repugnan los huevos. En una palabra, sus preferencias personales suelen ser causa de una ración de proteínas insuficiente, que se transforma directamente en carencia cuando se inician regímenes hipocalóricos.

Ahora bien, se ha mostrado claramente que una insuficiencia de proteínas en la alimentación impide la disminución del volumen de grasa y es una manera de resistirse al adelgazamiento.

6. El impacto del estrés

Ocurre a veces que, como consecuencia de graves perturbaciones afectivas (luto, divorcio, paro...), la mujer comienza a adelgazar. Esto no es más que la consecuencia automática de una dieta forzada.

No se puede tragar nada porque el estómago está «anudado», pero esta situación es generalmente provisional. Lo más común es que el estrés produzca un aumento de peso inmediato o secundario.

En ambos casos actúan dos series de factores: los factores de comportamiento y los factores bioquímicos.

Los factores de comportamiento

Frente al «malestar» regresa la supremacía oral de la

primera infancia y se come para llenar el vacío que «angustia».

Estos trastornos del comportamiento alimentario se manifiestan, como ya hemos visto antes, a través de diversas actitudes:

— picando alimentos de manera sistemática;
— por compulsiones, con o sin «adicción» al azúcar;
— tendencias bulímicas, es decir «hiperfágicas».

Ahora se comprende por qué el 40% de las mujeres reconocen comer cuando se aburren.

Los factores bioquímicos

El estrés desencadena numerosas reacciones bioquímicas en el cuerpo:

— descenso de la hormona del crecimiento;
— secreción de endorfinas;
— secreción de cortisol.

Y estas modificaciones estimulan la lipogénesis, es decir el almacenamiento de las grasas (directamente o provocado por un hiperinsulinismo).

La mujer está más predispuesta a este aumento imprevisto de peso porque es más sensible al estrés que el hombre. Sus carencias en nutrientes (magnesio, vitamina B_6, hierro...) la hacen más vulnerable.

Un nuevo planteamiento alimentario, enriquecido nutritivamente, permitirá disminuir de manera natural una buena parte de los riesgos del estrés.

COMER BIEN DURANTE NUEVE MESES

El parto es uno de los momentos importantes de la vida de la mujer, por lo que es conveniente que se prepare, tanto física como mentalmente, para cuando llegue.

Si es necesario el adelgazamiento, deberá tener lugar siempre antes del embarazo. Sin embargo, la mayor parte de las mujeres piensan que, como de todas maneras van a aumentar de peso durante la gestación, ya tendrán tiempo después del parto de matar dos pájaros de un tiro. Error. En caso de sobrecarga ponderal, es más aconsejable hacerla desaparecer en lo posible antes del embarazo, tanto para evitar su consolidación después del parto, como para evitar complicaciones fetales o maternales (hipertensión arterial, diabetes, eclampsia).

Una pérdida de peso preconizada según los principios hipocalóricos habituales sería extraordinariamente peligrosa porque, como sabemos, crea importantes carencias en vitaminas, sales minerales y oligoelementos en un momento en que el organismo humano lo necesita doblemente.

Sólo un adelgazamiento efectuado según las recomendaciones del Método Montignac podrá garantizar, aparte de la perennidad de los resultados, la totalidad de los nutrientes indispensables para el buen crecimiento del feto.

Durante nueve meses la madre deberá asegurar el desarrollo óptimo del mismo sin por ello agotar sus propias reservas. Por este motivo, su alimentación deberá elegirse de manera que aporte los nutrientes necesarios repartiéndolos armoniosamente a lo largo de todo el día.

El surtido de nutrientes que recomendamos corresponden a esta época de espera. A los grandes principios, deben añadirse los siguientes consejos:

— No hace falta comer para dos, pero es necesario esforzarse en comer dos veces mejor.

— Asegurar una aportación correcta en proteínas animales (carne, aves, pescado, huevos, productos lácteos...) y también en proteínas vegetales (alimentos completos, leguminosas, derivados de soja), porque las proteínas garantizan la «construcción» del bebé. Sin embargo, se evitará comer hígado más de una vez por semana, para eliminar cualquier posible riesgo de intoxicación por la vitamina A. También hay que evitar las carnes crudas, como el bistec tártaro, así como los mariscos (por el riesgo de infección).

— Tomar el máximo de calcio, tanto para construir el esqueleto del niño como para proteger las provisiones de la madre. Conviene tomar en cada comida algún derivado de la leche (queso, yogur, requesón) o simplemente leche.

— Asegurar una aportación correcta de flúor, prefiriendo las aguas minerales que lo contengan (Vichy Catalán...).

— Garantizar una aportación suficiente de hierro para evitar la anemia, fatiga o vulnerabilidad a las infecciones (morcilla negra, carne, leguminosas, frutos secos y huevos).

— Evitar la carencia de ácido fólico, que podría ocasionar malformaciones fetales. Para eso se consumirá preferentemente levadura de cerveza, germen de trigo y leguminosas.

— Tener una ración suficiente de fibras, no solamente porque los alimentos que las contienen son ricos en vitaminas y sales minerales, sino para evitar el estreñimiento. Por lo tanto, hay que consumir regularmente fruta, hortalizas, verduras, ensaladas, pan, cereales completos y leguminosas.

— Beber agua suficiente para evitar la deshidratación, favorecer el tránsito intestinal y evitar las infecciones urinarias. Naturalmente, se evitará el alcohol, que es peligroso para el niño, y se beberá, como máximo, media copa de vino tinto al final de cada comida. Los polifenoles que contiene contribuirán a mejorar la circulación venosa.

— Evitar medicamentos o complementos alimentarios sin prescripción del médico.

— Comer variado para evitar cualquier carencia, pero también para habituar al niño a cierta diversidad de alimentos. Desde el cuarto mes del embarazo, el feto percibe los gustos. Cuanto más descubra los alimentos en el vientre de su madre, más fácil será su diversificación alimentaria cuando empiece a comer.

— No fumar, porque el tabaquismo favorece el nacimiento de niños con poco peso.

En algunos embarazos se observa un considerable aumento de peso (de quince a veinte kilos) que no tiene ninguna justificación. El aumento de peso normal es del orden de ocho kilos y puede descomponerse de la siguiente manera:

— 3,5 kg por el feto al final del embarazo
— 500 g por la placenta
— 1 kg por el útero
— 700 g por el líquido amniótico
— 1 kg por el aumento del volumen de los senos
— 1,3 kg por el aumento de la masa sanguínea.

La diferencia entre el aumento de peso teórico (ocho kilos) y una realidad superior se explica de la siguiente manera: en el segundo trimestre del embarazo, el feto aumenta poco, pero la madre puede tener tendencia (por reflejo inconsciente) a formar grasas de reserva de manera natural por si surgiera un período de hambre al final del embarazo. Cuando la alimentación es hiperglicemiante (rica en malos glúcidos), el riesgo de aumentar de peso es mucho mayor. Seguir los principios del Método permite asegurar las mejores medidas de prevención.

El aumento de peso puede también deberse a una excesiva retención de agua, a veces con edemas relacionados con trastornos venosos. En este caso se impone una estricta vigilancia médica, porque esta situación puede esconder una hipertensión arterial o albúmina en la orina.

Sea como sea, el aumento de peso debe calcularse en función del peso inicial, teniendo en cuenta la altura. La mujer que pesa sesenta kilos antes del embarazo y que mide un metro cincuenta, no debe aumentar más de ocho kilos.

La que pesa cincuenta y dos kilos y mide un metro setenta y cinco puede aumentar quince kilos sin problemas porque empieza con unas reservas muy débiles. Además, los kilos que aumente los perderá muy fácilmente después del parto. Por su parte, la lactancia materna favorece la pérdida de grasas superfluas. Es un poco como si el organismo bombeara las reservas que ha almacenado. Amamantar ayuda a recuperar la línea.

La inevitable celulitis

La celulitis es en cierta manera la pesadilla de todas las mujeres, pero desgraciadamente no se convierte en una seria preocupación hasta que ya se ha instalado de manera evidente.

Ya hemos tratado parcialmente este tema en el capítulo dedicado a la adolescencia, pero jamás insistiremos lo suficiente en que la mejor manera de solucionar esta desgracia es prevenirla lo más pronto posible, mucho antes de identificar los primeros síntomas.

Sin embargo, nunca es demasiado tarde para actuar aunque debamos admitir que no existe una solución, sino una cantidad de medidas que, tomadas conjuntamente, pueden permitir que la situación mejore notablemente.

La celulitis es el resultado de cuatro factores:

— una predisposición natural de la mujer
— un desequilibrio hormonal
— malas costumbres alimentarias
— mala higiene de vida.

Trabajando en los dos últimos factores, se puede detener el proceso de evolución e incluso invertirlo. Pero, una vez más, para conseguirlo habrá que abordar el problema globalmente, lo que implicará una revisión del modo de vida. Éste es el conjunto de las medidas que se deberán tomar.

Corregir todo exceso ponderal

Porque las grasas de reserva agravan las compresiones debidas a la celulitis. Una vez desaparecido el exceso de peso, se podrá discernir mejor lo que es realmente imputable a la celulitis, sobre todo en su aspecto antiestético. Entonces se podrá, entre otras cosas, emprender un posible tratamiento local.

Adoptar buenos hábitos alimenticios

Este principio implica que se abandonen ante todo los malos hábitos «en la mesa». Para esto bastará con adoptar para siempre los principios del Método,[1] prefiriendo el consumo de glúcidos de índice glicémico bajo en detrimento de los malos glúcidos (índice glicémico elevado).

Tratar la insuficiencia venosa

La insuficiencia venosa, más comúnmente llamada «mala circulación», es una afección corriente en las mujeres y

1. Ver la primera parte.

sistemática entre las que presentan síntomas de celulitis. Los problemas circulatorios que genera se ven agravados no solamente por el sedentarismo, sino también por las costumbres de la vida moderna: vestidos demasiado ceñidos, baños demasiado calientes, largas exposiciones al sol.

En los casos más serios, un tratamiento médico puede ser de gran ayuda, pero en la mayor parte de los casos existen productos tradicionales apropiados, por ejemplo aquellos que usan esencias naturales como canela, anís, hamamelis o aloé, y que aún suelen venderse en farmacias y herboristerías.

Algunos minutos de gimnasia diaria, por ejemplo saltando a la comba, y algunas sesiones de ejercicios físicos dos o tres veces por semana (marcha, *jogging,* bicicleta, natación), son sumamente indicados.

Uno de los ejercicios más eficaces es el de no coger nunca el ascensor sino subir lentamente los peldaños de la escalera, de dos en dos.

Luchar contra el estrés

Naturalmente, no se trata de intentar disminuir el estrés tomando tranquilizantes o cualquier otro ansiolítico, sino de relajarse con el yoga o la sofrología.

La acupuntura, así como ciertas prescripciones homeopáticas o fitoterapéuticas, puede contribuir también a luchar con éxito contra el estrés.

Aplicar cremas locales

La aplicación de cremas llamadas «anticelulíticas» conducirá siempre al fracaso total si no se hace simultáneamente alguna otra cosa.

Se ha podido observar que cuando su aplicación iba acompañada de las medidas que hemos recomendado más arriba, permitía obtener mejores resultados. Las cremas a base de cafeína mejoran considerablemente la celulitis superficial, pero hay que evitar los masajes demasiado profundos que podrían «desenganchar» los nódulos y hacer que una celulitis que hasta ese momento estaba fija, comience a «agitarse».

Los remedios milagrosos

A mi parecer existen dos antídotos que pueden considerarse bajo este aspecto, aun cuando no falten «personalidades amargadas» que los consideren pura fantasía. El primero es el amamantamiento.

Muchas lectoras de mis libros anteriores me han manifestado que habían perdido su celulitis después de haber amamantado a sus hijos siguiendo los principios del Método. Esto no había ocurrido en su embarazo anterior.

Así, pues, es aparentemente necesaria la conjunción de los dos factores para que aparezca el resultado: amamantar al niño y cambiar de costumbres alimentarias.

Las futuras madres pueden intentarlo. Para las demás, existe aún un segundo «remedio milagroso», siempre que se tenga humor para ello. Se trata de hacer una cura de aceite de hígado de bacalao, asociada a un cambio de costumbres alimentarias.

Se ha demostrado científicamente que el consumo de aceite de pescado conduce a una disminución sustancial del volumen de grasa, sobre todo abdominal (trabajos de Groscolas y Belzung).

Algunas personas de mi entorno personal han realizado esta experiencia, y consumiendo diariamente el equivalente a tres cucharadas soperas de aceite de hígado de bacalao durante al menos cuatro meses, mientras aplicaban los principios del Método, han obtenido resultados interesantes por lo que concierne a la disminución e incluso la supresión de la celulitis.

Lo más difícil no es creerlo, sino intentarlo, porque debemos reconocer que se necesita cierto valor para empezar y seguir con el experimento.

A las que no retrocederían ante nada, les advierto que la mejor técnica para engullir la «poción» susodicha es poner las tres cucharadas en un vaso (o mejor aún en un recipiente de yogur que pueda tirarse después), y bebérselas de un trago, tapándose la nariz. A continuación conviene tragar el zumo de dos limones, sin azúcar, naturalmente. Es duro, pero aparentemente funciona.

Las grandes posibilidades

Si nada de lo que hemos propuesto hasta el momento ha dado resultado satisfactorio, siempre queda la solución de consultar con un especialista en medicina estética. Éste determinará el tratamiento más apropiado en función de la clase de celulitis. Existen en la actualidad múltiples posibilidades terapéuticas: drenaje linfático, mesoterapia, celulolipólisis, lipo-endolosis y liposucción.

El inconveniente de todos estos tratamientos es, evidente y naturalmente, su elevado coste.

El consumo de medicamentos

Hemos dedicado un capítulo entero a este importante tema. Lea usted el capítulo VII de la segunda parte.

LA RETENCIÓN DE AGUA

Ya hemos señalado antes que era importante distinguir entre la sobrecarga ponderal ligada a un exceso de volumen de grasa y la que podía achacarse a una retención hídrica.

Algunas mujeres son víctimas de edemas que predominan en la raíz de los miembros, en la región del abdomen e incluso en las manos. Estos edemas evolucionan por impulsos rítmicos, que la mayor parte de las veces dependen del ciclo menstrual. La máxima retención de agua se sitúa antes de las reglas y se manifiesta por una hinchazón notable de los senos y del vientre.

Estas manifestaciones van acompañadas generalmente de fatiga, falta de alimento ante un esfuerzo, dolor de cabeza y estreñimiento, pudiendo ir también asociadas a trastornos venosos, a anomalías en la distribución de líquidos y con frecuencia a una hiperestrogenia.

¿Qué debemos hacer para limitar sus efectos?

— Hay que comenzar por limitar el consumo de sal a lo estrictamente necesario, es decir, de 5 a 8 g por día, evitando todo lo que la contiene de manera natural, como por ejemplo, los embutidos.

— Conviene también asegurarse una alimentación con las proteínas suficientes, gracias al consumo normal de pescado, carne, huevos y queso.

— Hay que beber, porque el mejor diurético es el agua. Sobre todo el agua mineral. Generalmente las mujeres que sufren retención de agua tienen tendencia a restringir sus bebidas.

Debe saberse que el agua es todavía más eficaz, como diurético, cuando se consume en posición horizontal. Ésta es una práctica corriente en las curas termales.

— Debe evitarse tomar medicamentos diuréticos cuya eficacia es muchas veces discutible. Aunque al principio parecen funcionar, muy pronto producen una costumbre del organismo. Si se suspende el tratamiento, en general el problema se agrava.

— En caso de estreñimiento, deben evitarse los laxantes. Solamente una buena alimentación permitirá obtener un tránsito intestinal correcto (ver el capítulo V de la segunda parte).

La circulación venosa debe ser objeto de tratamientos apropiados. Se recomienda especialmente los tratamientos a base de vitamina P (flavonoides).

El empleo de una cama especial (con la cabeza más baja que los pies), el abandono del tabaco y el drenaje linfático, completan la gama de los tratamientos que intentan combatir esta afección desgraciadamente crónica.

¿CÓMO DEJAR DE FUMAR SIN ENGORDAR?

Las estadísticas demuestran de manera evidente que existe un riesgo evidente de aumentar de peso en cuanto se deja de fumar, lo que disuade a numerosos candidatos.

Actualmente sabemos que, cuando la fumadora se dedica a su vicio favorito, limita en parte su aumento de peso.

Porque fumar aumenta el gasto energético al estimular el metabolismo basal y acelerar por otra parte el tránsito intestinal, limitando en consecuencia la absorción de los alimentos, que se eliminan así con los excrementos.

Además, parece ser que la nicotina inhibe la secreción de insulina. Es difícil imaginar cómo la frustración inherente al régimen hipocalórico puede añadirse a las dificultades que entraña dejar el tabaco.

Lo único no sólo aceptable, sino también eficaz, es la adopción práctica de los principios del Método.

¿Y SI ES USTED VEGETARIANA?

Si la disciplina de las vegetarianas, que consiste en no comer carne, se funda en el amor y el respeto a los animales, es una postura completamente respetable. En cambio, si el argumento se apoya en que la carne es fuente de «toxinas» nocivas para el organismo, se trata de un razonamiento basado en teorías fisiológicas del siglo XIX, hoy completamente superadas.

Las famosas toxinas no son nada extraordinario, ya que se trata simplemente del ácido úrico y de la urea, que se forman al consumirse carne. Pero no debemos olvidar que estas sustancias, en un sujeto normal, se eliminan perfectamente bebiendo la cantidad de agua necesaria. El organismo, que en realidad está «programado» para eliminar estos desechos metabólicos, lo consigue perfectamente y sin esfuerzo.

Las vegetarianas que no consumen carne, ni embutidos, ni aves, ni pescado, deben esforzarse en mantener por otros medios la aportación suficiente de subproductos animales con el fin de equilibrar correctamente su alimentación. Por eso deben dar preferencia al consumo de huevos y derivados de la leche.

Para cubrir correctamente las necesidades en proteínas hacen falta buenos conocimientos de nutrición y saber, por ejemplo, que las proteínas animales y las proteínas vegetales no son idénticas, y que algunas de ellas sólo son parcialmente asimilables.

	CANTIDADES DE PROTEÍNAS (POR 100 G)	ASIMILABLES AL
Granos de soja	35 g	100%
Harina de soja	45 g	100%
Garbanzos	78 g	70%
Lentejas	24 g	52%
Habas	6,5 g	17%
Harina de trigo integral	11,5 g	36%

Las proteínas vegetales no tienen el mismo valor nutricio que las proteínas animales y 10 g de proteínas provenientes de lentejas no tienen en absoluto el mismo valor que 10 g de proteínas salidas de un huevo.

Estos conocimientos son indispensables para quien desee mantener un aporte correcto de proteínas, es decir, un gramo de proteínas por día y por kilo de peso del organismo.

Por otra parte, las vegetarianas, que son grandes aficionadas a la soja, deben saber que los alimentos a base de soja no contienen forzosamente la misma cantidad de proteínas.

Proteínas contenidas en diferentes productos a base de soja, por cada 100 g:

— harina de soja: 45 g
— grano de soja: 35 g
— *tofu* (pastel de soja): 13 g
— germen de soja: 4 g
— brotes de soja: 1,5 g.

También deben saber que el zumo de soja, llamado impropiamente «leche de soja», es bastante pobre en calcio (42 mg/100 g) si se la compara con la de vaca (120 mg/100 g); que las proteínas vegetales son más pobres en ácidos aminados esenciales (que el organismo no sabe fabricar), que los cereales son deficitarios en lisina y las leguminosas lo son en metionina. Sobre este último punto tienen que saber que es importante asociar diariamente cereales sin refinar, leguminosas y frutos oleaginosos (nueces, avellanas, almendras...).

Por otra parte, numerosos antiguos platos exóticos asocian sistemáticamente cereales y leguminosas:

— maíz y judías rojas en la tortilla mexicana
— sémola y garbanzos en el cuscús magrebí
— mijo y cacahuetes en el África negra.

El huevo contiene una gran riqueza y un perfecto equilibrio en ácidos aminados.

La vegetariana deberá preocuparse sobre todo de sus aportaciones en hierro (ver más arriba), sabiendo que el hierro de origen vegetal es cinco veces menos asimilable que el hierro de origen animal.

Igualmente con el fin de evitar las carencias en vitamina B_{12}, deberá aumentar el consumo de queso, de huevos y de algas en su alimentación.

Los menús vegetarianos bien concebidos son perfectamente aceptables y pueden ser incluso muy beneficiosos para prevenir los riesgos cardiovasculares, así como para protegernos de algunos cánceres (en particular del de colon y recto). Sin embargo, no son aconsejables para los niños (crecimiento), las mujeres embarazadas ni los ancianos.

El Método Montignac, perfectamente compatible con la tendencia vegetariana, aconseja el consumo de numerosos glúcidos (de índice glicémico bajo):

— pan integral
— verdadero pan completo
— arroz integral
— patatas completas o integrales
— lentejas
— judías blancas y rojas
— cereales completos y sus derivados

— frutos frescos y oleaginosos
— mermelada de fruta sin azúcar
— soja y sus derivados
— chocolate rico en cacao.

De esta manera, los siete desayunos de la semana pueden basarse en un pan rico en fibras o en cereales sin azúcar, acompañados de algún producto lácteo descremado o con chocolate.

Por otra parte, el Método aconseja hacer, al menos una vez por semana, una cena basada en glúcidos. Las vegetarianas pueden aumentar la frecuencia de esta clase de cenas.

Se puede elegir el plato principal entre las siguientes sugerencias:

— arroz integral con *coulis* de tomates
— pastas integrales o completas acompañadas de una salsa de albahaca, de tomate o de champiñones
— lentejas con cebolla
— judías blancas y rojas
— habas o guisantes
— garbanzos
— cuscús de sémola completa sin carne
— productos a base de soja
— productos a base de cereales (tortas de trigo)
— algas.

Si hace falta, podrá amenizarse la cena con una sopa de verduras, de hortalizas, de legumbres o con una ensalada, y se acabará con un derivado lácteo desnatado (requesón al 0% o yogur descremado).

Para terminar, digamos que un régimen vegetariano que suprima los productos lácteos y los huevos y conserve únicamente los productos de origen vegetal es una fuente de carencias y, por lo tanto, peligroso.

V

LA MUJER DE CINCUENTA AÑOS

Hace un siglo, cuando la mujer llegaba a los cincuenta, cruzaba el umbral de la vejez. La interrupción natural de su actividad procreadora acababa con las esperanzas de su carrera de mujer, y entre dos sofocaciones, no le quedaba más que ejercitarse en el arte de ser abuela.

Actualmente, la mujer de cincuenta años es aún joven y, además, dispone de medios para seguir siéndolo.

Aunque la hormonoterapia no sea forzosamente necesaria, puede ayudar eficazmente a franquear la etapa de la menopausia e incluso a prolongar cierta juventud.

Pero, como siempre, solamente gracias a la adopción de una manera de alimentarse rica en plan nutritivo, podrá no sólo seguir siendo joven, sino sobre todo organizar una prevención eficaz contra ciertos riesgos de salud: osteoporosis, afecciones cardiovasculares, cáncer y, naturalmente, aumento de peso.

Una vez más, se trata de comer bien para seguir siendo hermosa, porque se puede ser abuela y conservar el cuerpo de una mujer joven.

La menopausia

La menopausia está de moda. O mejor dicho, es una etapa de la vida femenina que está especialmente de actualidad. Hoy en día se habla mucho más sobre el tema que en años pasados, simplemente porque una gran parte de la población femenina está a punto de doblar el cabo de los cincuenta. Es la franja de población que corresponde a la generación del *baby-boom* de la posguerra.

La mentalidad de estas mujeres modernas, que son las primeras que tomaron la píldora, es diferente de la de sus madres.

La menopausia, que para estas últimas era un síntoma que anunciaba el principio del declive, no es para sus hijas más que un episodio suplementario de la vida femenina. Porque, lo mismo que ocurre con el embarazo, estas mujeres «liberadas» han comprendido que la menopausia no era una enfermedad, sino una etapa fisiológica normal de su vida de mujer.

Hasta los años sesenta, el médico no se inmiscuía mucho en la sexualidad y en general en la vida particular de sus pacientes, salvo cuando tenía que vigilar un embarazo o un parto.

Con la llegada de la píldora, la situación evolucionó por sí sola y se estableció un diálogo entre el médico y la paciente sobre la anticoncepción, los problemas ginecológicos y en general sobre la sexualidad.

En cuanto a la menopausia, una vez liberada de todos sus viejos símbolos, se convirtió simplemente en el objeto de una prescripción médica apropiada.

1. ¿Qué es la menopausia?

Se trata del cese definitivo de las funciones de reproducción y secreción hormonal de los ovarios. Su principal manifestación es exterior: la interrupción de la regla.

La menopausia acostumbra a aparecer hacia los cincuenta años, pero varía según la raza, el clima y la herencia. Aunque madre e hija acostumbran a tener la menopausia a la misma edad, el tabaquismo la adelanta al menos en dos años.

Gracias a la anticoncepción, la mujer moderna ha sabido separar fecundidad y sexualidad. Por eso, la repentina imposibilidad de tener hijos la perturba mucho menos, pues sabe que su vida de mujer sigue intacta.

2. Las consecuencias de la menopausia

El cese de la secreción de estrógenos que llevan a cabo los ovarios es la causa de múltiples trastornos que van apareciendo progresivamente:

- sofocaciones de calor
- incontinencia urinaria más o menos marcada
- sequedad vaginal que puede hacer dolorosas las relaciones sexuales
- piel seca con envejecimiento prematuro
- principio de osteoporosis
- lesiones arteriales susceptibles de propiciar accidentes cardiovasculares
- trastornos psicológicos de tendencia generalmente depresiva
- trastornos hormonales, a veces con aumento de peso.

Muchos de estos trastornos pueden prevenirse con una alimentación adecuada.

3. Comer bien para seguir siendo joven

El envejecimiento del cuerpo humano está genéticamente programado. Pero puede acelerarse bajo el efecto agresivo de factores externos, como los radicales libre, que son sustancias tóxicas que nacen en las células durante las reacciones químicas en las que se utiliza mal el oxígeno.

Las perturbaciones que acarrean los radicales libres aceleran el envejecimiento celular, perturban su reproducción (riesgo de cáncer) y provocan trastornos vasculares.

Un cierto número de nutrientes, clasificados entre los antioxidantes, tienen la propiedad de luchar contra los radicales libres. Son:

— la vitamina C
— la vitamina E
— el beta-caroteno
— el selenio
— el zinc
— los polifenoles.

Una alimentación bien calculada permitirá obtener una aportación óptima de nutrientes.

NUTRIENTES	ALIMENTOS RICOS EN NUTRIENTES
Vitamina C	Grosella, perejil, kiwis, brócolis, limones, naranjas, pomelos, hortalizas, ensaladas.
Vitamina E	Aceite de germen de trigo, aceite de maíz, aceite de girasol, aceite de nuez, aceite de pepitas de uva, germen de trigo.
Beta-caroteno	Cardillos, berro, espinacas cocidas, brécol, lechuga, tomates, albaricoques secos, mangos, melocotones, naranjas. En realidad todos los frutos y verduras de color (naranjas, rojas o verdes).
Silenio	Pescados, carnes, despojos, aves, ostras, cereales enteros, champiñones.
Zinc	Ostras, garbanzos, granos de sésamo, levadura de cerveza, hígado, carne, quesos de pasta dura, lentejas, judías secas.
Polifenoles	Vino tinto, chocolate con mucho cacao (+ de 70%), té.

4. ¿Cómo proteger los huesos?

La menopausia constituye un factor preponderante para la fragilidad de los huesos. Una aportación importante de calcio (en combinación, si es posible, con vitamina D y un tratamiento hormonal) sería la mejor protección de la masa ósea.

Después de cumplir los cincuenta años, la ración de calcio de las mujeres debería ser de 1.200 a 1.500 mg por día. Pero las encuestas sobre alimentación demuestran que las francesas consumen apenas 700 mg por día, lo que es insuficiente.

Por consiguiente, la mujer menopáusica deberá no solamente consumir más queso, sino que tendrá que evitar las pérdidas de calcio que se aceleran con el consumo de alcohol (por encima de medio litro de vino por día), el exceso de café (más de cuatro tazas diarias) y el tabaquismo.

Por otra parte, es recomendable comenzar la menopausia haciendo un chequeo de la masa ósea (verificación hecha por *scanner)* que permitirá evaluar el riesgo real de osteoporosis.

5. Tratamiento hormonal

¿Es necesario o no tratar la menopausia? La pregunta sobrepasa el objetivo de este libro y la habríamos eludido si no hubiera, tanto en un caso como en el otro, implicaciones a nivel del peso.

Después de los cincuenta años, la mujer de 1994 tiene una esperanza de vida de unos treinta y cinco años, por lo que nos podemos preguntar seriamente si no es sensato asegurarle la calidad de vida necesaria para la realización de lo que representa aún más de un tercio de su existencia.

Conservar la piel más flexible, para que las arrugas aparezcan menos deprisa, prevenir la osteoporosis, es decir, los pinzamientos dolorosos de las vértebras que encorvan la silueta, y las fracturas del cuello del fémur, son ventajas que hacen sumamente atractivo el tratamiento hormonal.

Además, la ausencia de hormonas hace más endeble el organismo menopáusico en el aspecto cardiovascular (artritis, angina de pecho, infarto).

Existen diversos tratamientos (no hormonales) que alivian las sofocaciones, pero no protegen ni los huesos ni las arterias.

Solamente un tratamiento hormonal que asocie estrógenos y progestativos naturales puede prolongar un equilibrio biológico que se ha roto a causa de los años. Por lo tanto, no sería tanto un artificio como una ayuda hecha a la naturaleza, de manera que pueda continuar haciendo su trabajo.

La menopausia y el peso

Al aumentar de peso durante la menopausia, la mujer tiende a acusar a sus hormonas, ya sea a las que han desaparecido (si no sigue ningún tratamiento), ya a las que toma últimamente con el tratamiento que le han prescrito. Como vemos, las hormonas siempre tienen la culpa.

Examinaremos primero las estadísticas para poder adoptar un punto de vista más objetivo.

CUADRO I

AUMENTO DE PESO EN EL MOMENTO DE LA MENOPAUSIA	
SIN TRATAMIENTO HORMONAL	CON TRATAMIENTO HORMONAL
52% no han cambiado de peso 44% aumentan de peso (de 4 a 6 kg) 4% pierden peso (de 2,2 a 7,5 kg)	67% no han cambiado de peso 31% aumentan de peso (de 4 a 7 kg) 2% adelgazan

CUADRO II

AUMENTO DE PESO DESPUÉS DE HISTERECTOMÍA	
HISTERECTOMÍA PARCIAL (ABLACIÓN DEL ÚTERO SOLAMENTE)	HISTERECTOMÍA TOTAL (ABLACIÓN DEL ÚTERO Y OVARIOS)
35% engordan 56% tienen el peso estable 9% adelgazan	50% engordan 33% tienen el peso estable 17% adelgazan

CUADRO III

VARIACIÓN DEL PESO DE LAS MUJERES ENTRE 52 Y 58 AÑOS (TODOS LOS CASOS JUNTOS)	
43%	Tienen sobrepeso (entre ellas, el 27 % son obesas en el sentido médico del término)
52%	tienen un peso correcto
5%	sufren falta de peso

Fuente: Centro Europeo de Investigación y de Información sobre el Sobrepeso. (Dr. David Elia).

Las estadísticas no serían completas si no se tomara en consideración la evolución del peso de la mujer en general entre los veinte y los cincuenta y dos años.

EVOLUCIÓN MEDIA DEL PESO DE LA MUJER (FRANCIA)

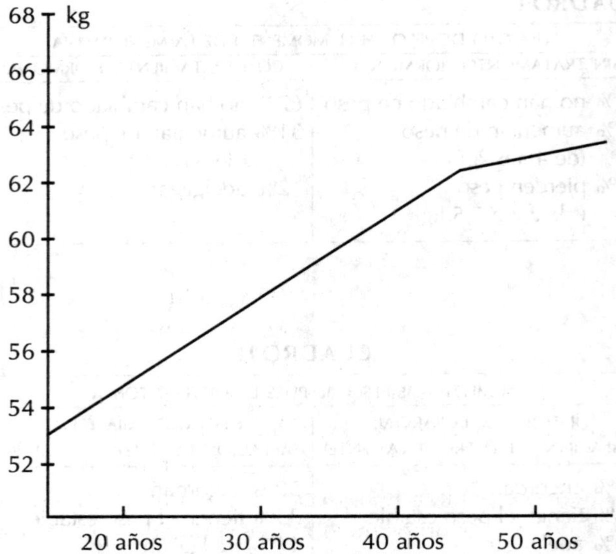

Examinando estas estadísticas, podemos comprobar varios hechos de manera evidente:

— Primero: menos de una de cada dos mujeres tiene un problema de peso en el momento de la menopausia (43%).
— Segundo: el aumento de peso es muy inferior cuando la mujer recibe tratamiento hormonal (31% contra 44%).
— Tercero: en cambio, es máximo en caso de histerectomía total (50%).

Por otra parte, es importante comprobar que el peso medio de la mujer francesa es constante a partir de la adolescencia, puesto que en treinta años (de veinte a cincuenta) aumenta un promedio de diez kilos, pasando de cincuenta y tres a sesenta y tres kilos.

Paradójicamente, se comprueba incluso que, a partir de los cincuenta, es decir de la menopausia, la evolución del peso se hace a un ritmo más lento.

Además, la experiencia de los médicos nos hace observar que las mujeres que aumentan de peso en el momento de la menopausia (con o sin tratamiento), son siempre las que ya tenían cierta sobrecarga ponderal. Un 27% ya eran obesas, como puede verse en el cuadro III.

Por tanto, podemos llegar a la conclusión de que, contrariamente a lo que se creía antes, la menopausia no es un factor determinante para el aumento de peso. No es más que un factor de amplificación para una persona que ya presente hipersensibilidad a la sobrecarga ponderal.

En otras palabras, lo que hace que la mujer engorde no es la falta repentina de hormonas, ni el tratamiento hormonal, sino los trastornos metabólicos inducidos por las transformaciones fisiológicas de su cuerpo, que ocasionarán un eventual almacenamiento de grasas de reserva en un organismo vulnerable.

¿Y cómo se puede definir la vulnerabilidad de un organismo al aumento de peso si no es midiendo su propensión al hiperinsulinismo?

Se ha demostrado que el descenso de estrógenos, y más tarde su desaparición, disminuía la tolerancia a la glucosa y reducía la sensibilidad a la insulina, lo que evidentemente favorecía la aparición de una insulinorresistencia con aumento de la tasa de insulina.

El estudio de Wing, realizado en 1983 en Pensilvania, muestra la amplitud del fenómeno.

TASA DE INSULINA EN LA MENOPAUSIA

SOBRECARGA PONDERAL DEL SUJETO	EN AYUNAS	2 HORAS DESPUÉS DE TOMAR 75 G DE GLUCOSA	COEFICIENTE DE AMPLIFICACIÓN
1 a 3,3 kg	48	260	5,4
3,4 a 6,5 kg	50	280	5,6
6,6 a 10,6 kg	52	320	6,1

Este cuadro demuestra de manera evidente dos fenómenos:

— en primer lugar, que la insulinemia, después de tomar glucosa, es desproporcionada en el marco de la menopausia

— en segundo lugar, que esta desproporción se ve amplificada por la importancia de la sobrecarga ponderal.

En otras palabras, cuanto más gordo se está, más tendencia se tiene al hiperinsulinismo, de la misma manera que cuanto más hiperinsulinismo se tenga más tendencia se tendrá a engordar.

¿CÓMO HACER PARA NO ENGORDAR DURANTE LA MENOPAUSIA?

Los dos casos señalados, con o sin tratamiento hormonal, deben examinarse por separado.

1. Sin tratamiento hormonal

Es el caso más crítico, puesto que, como hemos visto, la probabilidad de aumentar de peso (de 4 a 7 kg) existe en un 40% de los casos.

Para las mujeres que tienen la suerte de ser ya delgadas, casi flacas, el riesgo de aumentar de peso es casi nulo. Si nunca han tenido kilos de más (a pesar de sus malas costumbres alimentarias), es que tienen un páncreas a toda prueba y que, por consiguiente, es improbable que este órgano se convierta de pronto en causa de hiperinsulinismo debido a la carencia de estrógeno.

Para tener el 100% de seguridad, bastará con seguir los principios del Método pasando directamente a la FASE II.

Quienes tengan kilos de más, se enfrentarán a un problema tanto más difícil cuanto más importante sea la sobrecarga ponderal.

Naturalmente, la mejor solución hubiera sido resolver definitivamente el problema del peso antes de la menopausia, puesto que, como sabemos, ésta constituye un factor de amplificación.

Cuando más gordas estén las mujeres en el momento de la menopausia, más riesgo tienen de engordar y viceversa.

PÉRDIDA DE PESO OBTENIDA POR MUJERES DE 50 AÑOS O MÁS CON LA APLICACIÓN DE LA FASE I

BMI	PROMEDIO DE PÉRDIDA DE PESO AL CABO DE 4 MESES	PORCENTAJE DEL PESO PERDIDO
24 a 29	–9,2 kg	–12,4%
30 o más	–15,1 kg	–16,8%

Fuente: Instituto de Vitalidad y Nutrición.

Sea como sea, la experiencia ha demostrado que la aplicación de los principios del Método, sobre todo siguiendo una FASE I muy estricta, daba resultados muy esperanzadores y que, en todo caso, era el mejor medio de evitar un aumento de peso suplementario. Pero habrá que contar también con los otros factores de resistencia al adelgazamiento, lo que hemos desarrollado en los capítulos precedentes, al igual que habrán de tenerse en cuenta los que abordaremos al final de este capítulo.

2. Con tratamiento hormonal

Puesto que en una menopausia no tratada es evidente el riesgo de aumentar de peso (hemos visto que la carencia de estrógeno agravaba el hiperinsulinismo), se podría caer en la tentación de creer que el tratamiento hormonal es la panacea.

Pero, aunque presente ventajas incuestionables, como hemos visto, dista mucho de garantizar que no se aumente de peso, aunque el aumento sea estadísticamente inferior que en ausencia de tratamiento (31% contra 44%).

Intentemos comprender juntos por qué.

Por naturaleza, los estrógenos favorecen:

— el aumento del volumen de grasa subcutánea de localización femoral

— la lipólisis abdominal
— la retención de agua
— el aumento de la masa muscular (por efecto anabolizante).

Los progestativos por su parte, favorecen:
— el apetito
— un aumento del volumen abdominal (efecto anabolizante)
— un aumento de la masa no grasa (efecto anabolizante)
— una retención de agua (por efecto minero-corticoide).

En resumen, un tratamiento hormonal estro-progestativo ocasiona un aumento de peso relativo debido a:

- un posible aumento de la masa no grasa (músculos)
- una eventual retención de agua
- un posible aumento de la masa de grasa.

Pero ahora sabemos que este aumento de peso eventual y relativo está condicionado por dos parámetros:

— la existencia y la importancia de una sobrecarga ponderal anterior (cuando más gordo está uno, más grande es el peligro de engordar, y siempre debido al hiperinsulinismo)
— el tratamiento elegido por el médico.

Como escribió el doctor David Elia, ginecólogo: «*No hay mujeres que no soporten la hormonoterapia; solamente hay hormonoterapias mal adaptadas a las características individuales de las mujeres. No debe olvidarse que la sobredosis o, al contrario, la insuficiencia de estrógenos, son capaces de provocar aumento de peso*».

Hay pues un espacio de «libertad vigilada», que evita tanto las dosis insuficientes como las dosis exageradas, en cuyo ámbito la mujer menopáusica podrá mantener su peso.

Un tratamiento bien llevado no presenta (en promedio) aumento de peso, sino al contrario:

	ANTES DEL TRATAMIENTO	DESPUÉS DE 6 MESES DE TRATAMIENTO HORMONAL
Peso medio de las mujeres	57 ± 2,6 kg	56,8 ± 2,7 kg

Esto significa que la elección de las hormonas propuestas, su dosificación y el ajuste preciso de su posología son capitales.

Pero, con mucha frecuencia, los médicos (e incluso a veces los especialistas) prescriben tratamientos estandarizados sin tener en cuenta la sensibilidad particular de cada mujer.

Sería estúpido creer que existe un tratamiento hormonal «comodín» para la menopausia. No debe haber más que tratamientos adaptados, y mejor aún, personalizados. Son muchos los médicos que parecen preocuparse muy poco de los desvelos estéticos de sus pacientes.

En su descargo hay que decir que los laboratorios no hacen nada para ayudarles, al «disimular» el posible aumento de peso en estadísticas generales que jamás distinguen las influencias específicas de las hormonas sobre las mujeres en función de su corpulencia antes del tratamiento.

Por este motivo, un tratamiento mal llevado puede hacer engordar a cualquier mujer, y sobre todo a las que ya tienen una sobrecarga ponderal. Así que el tratamiento hormonal necesita un seguimiento atento y regular, porque el menor aumento de peso debería ir siempre seguido de una modificación de la posología, o incluso de un nuevo planteamiento.

Al no recibir explicaciones concretas sobre el control de los riesgos, son muchas las mujeres que, ante la duda, prefieren abstenerse.

Éste es el motivo por el que un 30% de las mujeres no compra los medicamentos depués de haberles sido recetados y por el que otro 20% abandona el tratamiento por decisión propia antes de cumplir el primer año.

Y es también por eso por lo que de los nueve millones de mujeres francesas a quienes concierne esta situación, solamente el 10% se tratan correctamente.

En resumen, en caso de tratamiento hormonal de la menopausia, se deben tomar dos medidas para prevenir el aumento de peso:

1. asegurarse de que el tratamiento se adapta bien
2. seguir los principios del Método para evitar cualquier riesgo suplementario de hiperinsulinismo.

3. Adelgazar durante la menopausia

Hemos visto que el aumento de peso medio de la mujer de entre treinta y cincuenta años, según las estadísticas, es de unos 10 kg.

Numerosas mujeres se han dejado llevar, a lo largo de maternidades descuidadas y de acumulación de malos hábitos alimentarios, a una relativa sobrecarga ponderal.

En el momento de la menopausia, el cuerpo toma conciencia del peligro del aumento de peso suplementario (con o sin tratamiento), decide coger definitivamente el toro por las astas y se embarca en una empresa de adelgazamiento en serio.

Nunca es demasiado tarde para hacer las cosas bien, pero nos podemos imaginar la frustración (sin hablar del desengaño debido a la ausencia de resultados al final) que se hubiera apoderado de la paciente que hubiera debido seguir un régimen hipocalórico «asociado» como el del buen doctor Jacques Fricker, o incluso como el de su primo, «el régimen de Paul-Loup Sulitzer».

Un nuevo planteamiento de los hábitos alimentarios, sin ninguna restricción, como el que propone el Método Montignac, es el único enfoque nutricio aceptable, más aún sabiendo, como veremos ahora, que el período de la menopausia provoca con frecuencia un estado psicológico algo depresivo en la mujer.

LOS OTROS FACTORES QUE ACOMPAÑAN LA MENOPAUSIA

La menopausia puede favorecer también la aparición de diversos trastornos:

— insuficiencia tiroidea
— depresión
— estrés debido al cambio de vida
— aumento del sedentarismo.

Es decir, el período de la menopausia puede producir diversas circunstancias susceptibles de los factores indirectos de un aumento de peso.

1. ¡Cuidado con la depresión!

La menopausia fatiga. Una vez descartados un posible hipotiroidismo y una carencia de hierro, el médico deberá pensar en las consecuencias depresivas directamente relacionadas con la menopausia o con lo que la rodea.

El profesor A. Basdevant ha examinado las consecuencias de los trastornos psicológicos sobre el peso.

Gracias a él, podemos comprobar que el impacto puede ser en un sentido o en otro. Se engorda o se adelgaza según la naturaleza de cada uno (ver tabla de la página siguiente).

Obsérvese que los trastornos sexuales son los que con más frecuencia ocasionan grandes aumentos de peso. Incluso pueden ir acompañados de una incontinencia urinaria escondida y humillante.

Estos aumentos de peso demuestran palpablemente que un trastorno del placer puede acabar perfectamente en una compensación oral por un exceso de alimentación (generalmente de malos glúcidos).

Además, las insuficiencias hormonales ligadas a la menopausia ocasionan un aumento del estrés.

Ahora bien, el estrés puede favorecer la secreción de cortisol de las glándulas suprarrenales. Y esto da como resultado:

TRASTORNOS	AUMENTO DE PESO		PÉRDIDA DE PESO	
	FRECUENCIA	IMPORTANCIA EN KG	FRECUENCIA	IMPORTANCIA EN KG
Depresión	28%	+7,8 ± 4,3	27%	–7,7 ± 3,6
Luto	9%	+8,5 ± 4,3	26%	–6,7 ± 2,7
Divorcio	15%	+8,5 ± 4,3	36%	–8,3 ± 4,2
Preocupaciones familiares	14%	+6,9 ± 3,1	14%	–6,6 ± 2,5
Desavenencias conyugales	12%	+7,9 – 3,1	12%	–8 ± 3,7
Trastornos sexuales	15%	+19,5 – 25,3	12%	–7,8 ± 2,3
Problemas financieros	10%	+7,1 – 3,6	10%	–6,3 ± 2,5
Preocupaciones profesionales	14%	+8,2 – 4,5	8%	–6,5 ± 3,2
Traslados	2%	+5 – 0,9	7%	–5,6 ± 1,9

- un aumento de volumen de la grasa abdominal
- un incremento de apetito
- un aumento de la retención de agua
- una disminución de la masa molecular.

Cuando el tratamiento hormonal está bien aplicado, hace desaparecer casi siempre estos trastornos.

En el terreno de la nutrición, debe haber una buena aportación de magnesio que permita a la mujer reducir su hipersensibilidad al ambiente que la rodea.

2. ¡Cuidado con la acidosis!

El problema de la acidosis hace sonreír a muchos médicos porque es una patología que pocas veces tienen presente. Y sin embargo, cada vez se habla más de ella.

Los numerosos medicamentos antiácidos que se venden

sin receta en Estados Unidos son indicativos de un problema real. La doctora Katherine Kousmine da una gran importancia al equilibrio ácido-básico del organismo.

Desde sus primeras publicaciones ha demostrado que la alimentación moderna refinada, hiperglicemiante y con exceso de carne, favorecía la aparición de una acidosis. Ésta, al estimular la acción del «simpático», ocasiona los siguientes síntomas:

- cansancio, sobre todo por las mañanas
- acidez gástrica
- hinchazón
- estreñimiento
- escalofríos
- intolerancia a la glucosa
- fragilidad psíquica con irritabilidad y un mayor riesgo de estrés.

La doctora Kousmine propone limitar el consumo de alimentos que puedan producir acidez (carnes, quesos fuertes, pan blanco, pastas blancas, azúcar, alcohol, té, café) y preferir los alimentos que contienen alcalinos (yema de huevo, yogur, productos lácteos frescos lactofermentados, verduras, limón, soja, fruta fresca y frutos secos), o los alimentos neutros (nueces, cereales completos, pan integral).

Para combatir la acidosis se puede beber, cada día al despertar, el zumo de dos limones recién exprimidos y tomar durante el día aguas alcalinas (Vichy Catalán, etc.).

En caso de crisis, se puede recurrir al viejo bicarbonato de sodio, que nuestros abuelos tanto usaban.

Para averiguar uno mismo si se tiene acidosis o no, basta con comprar en la farmacia tiras de papel reactivos que serán sumergidos en la segunda orina de la mañana. El ph deberá ser superior a 7.

HACER DEPORTE A LOS CINCUENTA AÑOS

En la dietética convencional, de concepción hipocalórica, no se asocia solamente el exceso de peso a un consumo excesivo de energía, sino también a una insuficiencia de desgaste físico.

En este caso, ¿cómo explicar que la señora baronesa, que no mueve su augusto trasero del *boudoir* Luis XV, o la esposa del rico industrial, que ignora incluso que su lujoso edificio tiene una escalera, sean ambas modelos de delgadez?

¿Cómo explicar que sus camareras, criadas, asistentas y demás mujeres de servicio, que no paran de gastar energías físicas en el ejercicio de su función sean, la mayoría de las veces, mujeres «de buena salud», es decir que disfrutan de una indiscutible sobrecarga ponderal?

Ni el ejercicio físico solo, ni el deporte, han conseguido nunca hacer adelgazar a nadie. En el capítulo VIII de la primera parte hemos explicado técnicamente por qué.

Con esto no queremos decir que la actividad física sea inútil. Muy al contrario. Pero, una vez más, es absolutamente necesario apartarse del concepto erróneo de «gasto energético», que es insignificante, para centrarnos en los efectos beneficiosos que un sistema muscular estimulado normalmente ejerce sobre el organismo.

Recordemos en primer lugar que la actividad física solamente podrá ser una ayuda para el adelgazamiento en el caso (imperativo) de que se hayan cambiado las costumbres alimentarias en el sentido que indicamos en este libro.

Después de una primera fase de pérdida de peso, se puede dar un «pequeño empujoncito» al sistema iniciando una actividad física. El ejercicio muscular practicado en el marco del Método permitirá:

— aumentar, al cabo del tiempo, la tolerancia a la glucosa
— disminuir el hiperinsulinismo, lo que favorecerá la lipólisis (pérdida de peso)
— disminuir la insulinorresistencia.

El ejercicio físico (en general) mejora además el porcentaje de lípidos sanguíneos (triglicéridos, colesterol...) y disminuye la hipertensión arterial (en caso de existir), lo que constituye una excelente prevención de las enfermedades cardiovasculares.

No olvidaremos que, con la menopausia, la mujer pierde la protección natural de sus hormonas, lo que la hace vulnerable en este terreno, al igual que el hombre.

El ejercicio físico constituye también una excelente prevención de la osteoporosis posmenopáusica. Pero solamente es eficaz un entrenamiento largo y prolongado.

Se le puede pedir a un kinesioterapeuta, o a un médico especializado en deportes, que establezca un programa de entrenamiento adaptado y personalizado.

Aunque no tenga usted el tiempo o el valor para dedicarse a un deporte que exija resistencia física, hay algunas medidas básicas que pueden aplicarse fácilmente en la vida diaria. También en este caso basta con cambiar algunas malas costumbres y adoptar otras mejores.

— Abandone los ascensores y las escaleras mecánicas. Tómese el tiempo que necesite pero, por principio, suba siempre a pie.

— Camine lo más posible. Si vive en una ciudad y coge normalmente el metro, baje dos estaciones antes y haga el resto del trayecto a pie. Camine al menos media hora al día. Durante el fin de semana, dé paseos de una o dos horas.

— Aproveche las vacaciones para moverse en lugar de

tumbarse en una hamaca. Camine a lo largo de la playa, con los pies en el agua. Haga excursiones a pie o en bicicleta, por el campo o la montaña. Haga también gimnasia y natación.

Poco a poco le irá tomando gusto a lo que al principio podía parecerle una pesadez, y de pronto se convertirá en una fuente de bienestar. A medida que vayan mejorando sus logros, se reconciliará usted con su cuerpo.

LA MUJER DIABÉTICA

La diabetes se define por la existencia de un porcentaje muy elevado de glucosa en la sangre (glicemia), tanto en ayunas como después de las comidas. Se distinguen dos clases de diabetes completamente diferentes.

1. La diabetes de tipo II o «diabetes grasa»

La sufren generalmente las mujeres hacia los cincuenta años y muchas veces va acompañada de una sobrecarga ponderal.

Técnicamente, es debido a que el páncreas segrega una cantidad excesiva de insulina. Pero, al ser esta hormona de «mala calidad» o mal reconocida por las células del organismo, es poco eficaz.

Al hiperinsulinismo se le añade, pues, la insulinorresistencia. La glicemia es anormalmente elevada puesto que la insulina segregada no es capaz de hacerla bajar.

Para que se pueda normalizar la glicemia, es necesaria la pérdida de peso. Los principios del método Montignac se adaptan especialmente a este tipo de diabetes porque se basan, como ya hemos visto, en la elección de glúcidos de índice glicémico bajo.

Algunos estudios han demostrado que la reducción del 14% del índice glicémico de los alimentos (cambiar el pan blanco y las patatas por pan integral, pastas integrales y judías blancas) mejoraba el control metabólico de la diabetes.

Por lo tanto, la alimentación del diabético deberá ser rica en fibras y sobre todo en fibras solubles (pectina de las manzanas, alginatos de las algas, gomas de las judías blancas...).

Además, la alimentación deberá contener un buen número de micronutrientes (cromo, vitamina B_1) porque mejoran el metabolismo de los glúcidos. Se los encuentra principalmente en los cereales brutos, la levadura de cerveza y el germen de trigo.

Además, la diabética deberá limitar la aportación de grasas saturadas (carne, embutidos, mantequilla, productos lácteos enteros) en favor de grasas poliinsaturadas y sobre todo monoinsaturadas, como el aceite de oliva virgen, que tiene la propiedad de hacer bajar la glicemia y mejorar el equilibrio del diabético.

El paciente no debe olvidarse de beber suficientemente (1,5 litros al día como mínimo).

2. La diabetes de tipo I o «diabetes magra»: insulino-dependiente

Aparece de manera más precoz en la infancia o la adolescencia. Se caracteriza por una disfunción del páncreas, que no fabrica insulina, lo que implica la necesidad de una aportación exterior en forma de inyecciones. Puede existir el exceso de peso, pero es menos frecuente que en el primer caso.

Los diabéticos pueden consumir una dosis diaria de glúcidos que deben repartir, generalmente, entre las tres comidas. Deben preferir los pescados y las aves poco grasas, acompañados de glúcidos de índice glicémico bajo (lentejas, judías secas, arroz completo, pastas integrales...).

Los alimentos ricos en fibras que recomendamos permitirán con frecuencia reducir las dosis de insulina y evitar las hipoglicemias.

Puesto que el mayor peligro de los diabéticos es la aparición de lesiones cardiovasculares (ataques oculares, renales y coronarios), hay que evitarlos a toda costa, y para ello es muy importante el efecto preventivo que se consigue siguiendo el Método, sin olvidar naturalmente las recomendaciones de un diabetólogo. Porque el Método permite garantizar:

— la elección de glúcidos de índice bajo, que favorece el descenso del mal colesterol y de los triglicéridos

— una preferencia por los ácidos grasos poli y monoinsaturados que contribuyen a aumentar el «buen colesterol» y a hacer bajar los triglicéridos

— un adelgazamiento que con frecuencia permite normalizar la tensión arterial, aliviar el trabajo cardíaco, facilitar la actividad física y devolver a la normalidad los factores de riesgo cardiovascular

— una alimentación rica en micronutrientes (vitamina C, vitamina E, beta-caroteno, zinc, selenio, polifenoles...) que protegen las paredes arteriales.

Por eso las opciones de alimentación que recomendamos pueden contribuir a prevenir las complicaciones vasculares del diabético, que constituyen su mayor peligro.

La mujer estreñida

El estreñimiento se define como un «retraso» de la evacuación intestinal, asociada a una deshidratación de las heces. El estreñimiento se reconoce en una frecuencia de evacuación inferior a tres veces por semana, mientras que en un sujeto normal, dicha frecuencia oscila entre tres deposiciones por día y cuatro por semana.

Más de la mitad de nuestros conciudadanos se quejan de estreñimiento, y de ellos, las tres cuartas partes son mujeres.

Se pueden distinguir esquemáticamente dos causas comunes de estreñimiento: una pérdida del reflejo de expulsión, o un tránsito muy lento de las materias acumuladas en el interior del colon.

En el caso de pérdida de la sensación de necesidad de acudir al baño, no surten ningún efecto ni los medicamentos ni, con frecuencia, el régimen alimenticio mismo. Por esa razón, si el caso es serio, conviene comenzar una verdadera reeducación del reflejo perdido, con la ayuda, por ejemplo, de un kinesioterapeuta especialista en estas técnicas, que con frecuencia exigen un *«biofeedback»*.

En caso de pereza intestinal, que es el caso más frecuente, el tratamiento asociará:

— un reequilibrio de la alimentación

— una reeducación intestinal, durante la que se readquirirá la costumbre de ir al baño a horas regulares, aunque no se sienta necesidad de hacerlo

— una actividad física (marcha, natación, bicicleta o gimnasia) para reforzar la musculatura abdominal

— una inmediata interrupción de los laxantes, porque son antifisiológicos y su abuso conduce a la formación de patologías intestinales con diarreas rebeldes, dolores abdominales y descensos importantes del porcentaje de potasio

— la supresión de los medicamentos que producen estreñimiento, como los antidepresivos

— la interrupción de los regímenes hipocalóricos que engendran un mal reflejo gastro-cólico

— el abandono de ciertas prácticas nocivas, como el consumo de aceite de parafina, que a la larga pueden ser peligrosas.

La alimentación de la mujer estreñida

Hay que comenzar el día tomando, al despertar, un vaso de zumo de fruta fresca. El líquido, al llegar al estómago vacío, desencadenará un reflejo gastro-cólico que provocará la necesidad de ir al baño.

Habrá también que enriquecer la alimentación en fibras. El consumo de cereales completos (pastas, arroz, pan integral...) y de leguminosas ricas en fibras insolubles, debería ser suficiente. Si fuera necesario, podrían tomarse 20 g de salvado de trigo (procedente de cultivo biológico) mezclado a un producto lácteo (requesón, yogur).

Como la ingestión súbita de una cantidad importante de fibra podría producir hinchazón, gases y dolores abdominales cuando los intestinos son frágiles o irritables, se procurará hacerlo de manera gradual. Se comenzará por una aportación de 5 g de salvado por día, que se aumentará de 5 en 5 cada semana, hasta la obtención de la dosis deseada.

Aunque al principio los intestinos protesten un poco, es necesario perseverar porque estas manifestaciones benignas son el signo alentador que nos indica, sin ningún género de dudas, que el colon comienza a funcionar de nuevo normalmente.

La alimentación debería ser suficiente para aportar la cantidad necesaria de fibras, sin que nos tuviéramos que ver forzados a recurrir a mucílagos, gomas y otros supositorios que se venden en las farmacias.

Tampoco hay que olvidar que si se bebe en cantidad insuficiente (menos de 1,5 por día), pueden formarse heces secas, más difíciles de expulsar.

Para favorecer el vaciado de la vesícula biliar y luchar más eficazmente contra el estreñimiento, se puede tomar, al despertar, una cucharada sopera de aceite de oliva, y, para disimular el gusto, beber inmediatamente después el zumo de un limón recién exprimido.

Finalmente, hay que saber que tratar el estreñimiento es muy importante porque significa lo mismo que prevenir indirectamente:

— los reflejos gastroesofágicos (subida de ácidos del estómago al esófago)
— las hernias de hiato
— las hemorroides
— las varices que aparecen durante las fuertes presiones abdominales que, con el fin de obtener la evacuación, efectúan las mujeres que padecen estreñimiento.

LA MUJER QUE SUFRE COLITIS

Tanto si se habla de «colitis», de «colopatía espasmódica» o de «colon irritable», a menudo se trata de un exceso de sensibilidad a las fermentaciones y a las fibras de los alimentos que están en el intestino grueso.

Éste reacciona con espasmos dolorosos o con una inflamación de sus paredes. Las crisis pueden ir acompañadas de estreñimiento o de diarreas.

Cuando, además, existe una diverticulosis del colon, es indispensable el régimen rico en fibras porque evita las infecciones y previene la evolución hacia el cáncer de colon.

En las fases claramente inflamadas, es transitoriamente necesario un régimen sin residuos.

En este caso, se autoriza:

— las carnes magras sin salsa
— el jamón cocido sin corteza y sin grasa
— los pescados no grasos al *papillote,* o con un caldo corto
— huevos cocidos sin grasa
— gruyere o emmental
— arroz blanco
— pastas blancas
— sémola
— caldo de verduras
— verduras cocidas y pasadas por la batidora: calabacín, judías verdes
— puré de verduras: brécol, espinacas, zanahorias, apio
— frutos cocidos sin piel
— zumo de frutas sin pulpa
— jalea de frutas
— mantequilla, aceite, margarinas
— aguas minerales sin gas
— achicoria bebida.

De todas maneras, este régimen no debe seguirse durante mucho tiempo.

Si solamente se sufre una colitis espasmódica corriente (sin diverticulosis), el problema es a la vez simple y complicado. Los pacientes, debido a las reacciones intestinales con frecuencia penosas, acaban progresivamente por suprimir de su alimentación una lista impresionante de alimentos. Se llega a restricciones drásticas y a unas aportaciones completamente desequilibradas.

Vemos así cómo hay mujeres que suprimen cualquier producto a base de leche con el pretexto de que son sospechosos *a priori.* Y esta decisión grave, que favorecerá una carencia de calcio o de proteínas, no puede tomarse a la ligera.

Es cierto que existen las alergias a las proteínas de la leche, pero no son comunes y deben ser diagnosticadas por un test alergiológico completo, efectuado por un especialista.

La intolerancia a la lactosa, el glúcido de la leche, es mucho más frecuente, pero ésta no debe impedir el consumo de leche fermentada (yogur, queso) que siempre se soporta bien.

En cuanto a los alimentos ricos en fibras, la mujer que sufre con frecuencia de colitis tiende a suprimirlas sistemáticamente de su alimentación. Pero esta decisión es un error fundamental, porque las fibras regulan los trastornos del tránsito intestinal (diarreas y estreñimiento).

Sin embargo, para que sean fácilmente toleradas, hay que actuar de una manera determinada.

— Se comenzará por calmar el colon con una semana de régimen sin fibras. Después volverán a introducirse muy gradualmente, comenzando por las verduras tiernas y la fruta cocida sin piel.

— Por otra parte, se hará una aportación de vitamina C bebiendo zumo de fruta sin pulpa.

— Más tarde y siempre de manera muy progresiva, se

volverán a introducir alimentos crudos: verduras, ensaladas, frutas.

— En una última etapa se podrá añadir, si es necesario, salvado, aumentando las dosis 5 g por semana hasta alcanzar una dosis de 20 g. También puede formar parte del programa el comer alimentos completos.

— Hay que pensar en masticar bien las sustancias feculentas para que la amilasa de la saliva tenga tiempo de actuar en la boca, sin lo cual, y a pesar de la acción de la amilasa pancreática, los residuos de almidón fermentarán en el colon y producirán gases susceptibles de desencadenar crisis dolorosas.

— Para calmar los dolores o absorber los gases, se puede tomar carbón o arcilla.

— En caso de dolores molestos, la paciente podrá tomar medicamentos antiespasmódicos.

— Finalmente, no debemos olvidar que un vientre redondo e hinchado es con frecuencia la manifestación de un temperamento víctima del estrés. En este caso, es preferible comer en un ambiente poco ruidoso, sin precipitación y con alguien cuya compañía sea relajante. Las comidas tomadas en solitario, es decir, sin nadie con quién hablar, tienden a ser deglutidas con demasiada rapidez.

Durante el día, sería bueno pensar en hacer ejercicios respiratorios entrando el vientre a fondo de vez en cuando. Este ejercicio fortalece la musculatura de la pared abdominal y efectúa un beneficioso «masaje de colon». También pueden ser eficaces diez minutos de relajamiento después de las comidas.

Dejando aparte los casos en los que el paciente nota trastornos reales de la personalidad, cuando, por ejemplo, el problema fecal perturba la existencia del sujeto, es inútil recurrir a la psicoterapia. Las reglas de higiene, los consejos alimentarios y una buena relación médico-paciente deberían ser del todo suficientes.

La prevención del cáncer a través de la alimentación

Cuando, en 1984, se celebró en el Centro Anticanceroso de Villejuif una conferencia organizada para tratar sobre la prevención del cáncer por medio de la nutrición, los especialistas encontraron completamente incoherente tal iniciativa.

Actualmente, las cosas han cambiado un poco, puesto que se considera que el 80% de los cánceres provienen, al menos en parte, del entorno, y que la alimentación es directamente responsable de cerca del 40% de ellos.

1. ¿Qué es un cáncer?

El cáncer es el resultado de la acción, sobre un organismo predispuesto, de diferentes parámetros vinculados al entorno, en particular en función de criterios hereditarios y metabólicos.

Bajo el efecto de estos factores circundantes, las sustancias cancerígenas representan el papel de un «iniciador», al entrar en contacto, de manera breve y precoz, con una o varias células del cuerpo.

Entonces, éstas se transforman de manera que potencialmente pueden modificarse y proliferar.

Después, un agente no cancerígeno, el «promotor», permitirá que las células se multipliquen y acaben formando un tumor.

Por lo tanto, la célula solamente se convierte en cancerosa al final de un encadenamiento de varias secuencias anormales. La alimentación no es más que un eslabón de la cadena, pero puede ser determinante.

2. Las causas que originan el cáncer

Las causas del cáncer se han investigado a través de determinados estudios epidemiológicos, basados tanto en datos geográficos como en observaciones recogidas a escala individual.

Así, en un caso, se han comparado los tipos de alimentos consumidos en dos países y la frecuencia de un mismo cáncer; en el otro, el consumo de alimentos de personas que padecían cáncer con el de personas que no lo padecían.

Pero, como dice La Vecchia, *«los estudios basados en la observación de poblaciones son indudablemente útiles para formar hipótesis, pero en ningún caso pueden aportar pruebas decisivas de relación de causa a efecto. Una correlación no implica necesariamente vínculos de causalidad»*.

O como subrayaba con humor el profesor M. Apfelbaum: *«No porque Francia tenga el mayor número de coches Renault y detente el récord mundial de cirrosis hepática, tiene que existir una relación entre los dos hechos»*.

No obstante, a través de los años se han ido perfilando grandes ejes de reflexión. Aunque deban interpretarse con prudencia, sus conclusiones, los trabajos efectuados han permitido determinar cuáles eran los alimentos y los nutrientes susceptibles de favorecer la aparición de un cáncer, así como los que desempeñan un papel protector.

3. Alimentos y nutrientes que pueden ser cancerígenos

a. Las proteínas

La cocción de las proteínas de la carne entraña la producción de aminas heterocíclicas que pueden favorecer el cáncer de colon y de recto.

Por eso, quienes consumen diariamente carne (buey, ternera, cerdo o cordero) tienen un riesgo multiplicado por 2,5 respecto de los que solamente la consumen una vez al mes.

Pero también son nocivas las carencias de proteínas, puesto que favorecen el déficit de inmunidad debido a la disminución de la actividad de los linfocitos T, lo que facilita el desarrollo del cáncer.

b. Los lípidos

El exceso de grasas saturadas en la alimentación parece favorecer la aparición de cáncer de mama, de ovario, de cuello de matriz, de útero, de colon y de recto.

Mientras Japón conservó sus tradiciones culinarias pobres en lípidos de origen animal, estas clases de cáncer eran muy poco frecuentes. Pero con la occidentalización reciente de la dietética nipona, el cáncer de mama ha aumentado en un 58% entre 1975 y 1985.

El exceso de grasa, en las mujeres obesas, aumenta el riesgo de desarrollar cáncer de mama. La obesidad androide (en forma de «manzana») es más peligrosa en este terreno que la obesidad ginoide (en forma de «pera»). En la primera se dan seis veces más cánceres de mama, porque la grasa acumulada en la parte superior del cuerpo perturba más el sistema hormonal.

Pero no hay que creer que, en general, los lípidos sean el enemigo principal, puesto que las sustancias más sospechosas son las grasas saturadas de la carne y los productos lácteos. Al parecer, el pescado, el aceite de oliva y el aceite de onagra contienen lípidos de efectos protectores contra el cáncer.

La exageración es siempre mala, por lo tanto no hay que intentar que el porcentaje de colesterol baje de manera excesiva con respecto al normal.

Se ha probado que un colesterol total inferior a 1,80 g/l favorecía, durante los diez años siguientes, la formación de un cáncer de recto, lo que demuestra que hay que ser siempre moderado. Sobre todo se debe procurar siempre conservar una relación correcta entre los diversos ácidos grasos, saturados y no saturados, de nuestra alimentación.

c. La sal

Los productos salados con exceso, así como las carnes, embutidos y pescados conservados en salazón o marinados, favorecen el cáncer de estómago. Los japoneses lo saben muy bien, porque han pagado un pesado tributo por sus costumbres conserveras.

De todas maneras, el cáncer de estómago ha disminuido en este país en un 64% desde que se adoptó la refrigeración, la congelación y cambiaron sus costumbres a favor del consumo más frecuente de productos frescos.

d. El alcohol

El alcohol es un cancerígeno que actúa concertadamente con el tabaco. Sin embargo, se conoce muy mal su acción directa, porque los animales de laboratorio se niegan a ingerir bebidas alcohólicas. Por lo tanto, no hay un modelo de experiencia que permita estudiar las modificaciones fisiológicas a que da lugar.

Se cree que uno de los factores que influye es su acción disolvente, que modifica las células de las paredes intestinales hasta el punto de facilitar anormalmente el paso de las sustancias cancerígenas presentes en los intestinos.

Francia ostenta el triste récord mundial del número de cánceres debidos al alcohol (faringe, boca, esófago, laringe, hígado) que causan alrededor de 14.000 muertes por año.

CONSUMO DE ALCOHOL PURO (EN G/DÍA)	RIESGO DE CÁNCER
30 a 40 g....................	x 2
40 a 80 g....................	x 4
80 a 100 g..................	x 10
más de 100 g...............	x 20

Recordemos que un litro de vino de 10° contiene 80 de alcohol. La asociación de alcohol y el tabaco es aun más tóxica. Así, un litro de vino (o su equivalente alcohólico en cerveza o en aperitivo), añadido al consumo de veinte cigarrillos por día, multiplica por cincuenta el riesgo de cáncer.

¿Es necesario recordar que una tercera parte de los cánceres se deben al consumo de tabaco, que él solo es responsable del 90% de los cánceres de pulmón, vías aerodigestivas superiores, esófago y vejiga?

Curiosamente, incluso una mala higiene bucal, cosa

muy común entre los sujetos alcohólicos fumadores, aumenta más aún el riesgo.

La gente se queja con frecuencia del cáncer como de una terrible enfermedad y deplora la lentitud de la investigación médica que no consigue encontrar «la causa» del cáncer ni obtener en consecuencia ningún tratamiento eficaz. Pero reflexionemos seriamente sobre esta cuestión: el número de personas que padecen cáncer disminuiría en un 56% si se deja de fumar y menguan los excesos de bebidas alcohólicas.

e. Las carencias en micronutrientes

El beta-caroteno, la vitamina C, la vitamina E y el zinc protegen del cáncer al luchar contra la formación de los radicales libres.

Por lo tanto, el déficit de cualquiera de estos micronutrientes favorecerá la aparición de un cáncer.

f. Los pesticidas

El profesor Révillard ha comprobado que los pesticidas afectan a determinadas células del hígado y de los pulmones, órganos particularmente implicados en los fenómenos inmunológicos.

Entre los pesticidas que se emplean normalmente existen algunos que inhiben la acción de los macrófagos, y otros que les hacen producir sustancias anormales, parecidas a los radicales libres (que favorecen la aparición del cáncer) y a los leucotrienos (mediadores químicos que favorecen la aparición de inflamaciones, de alergias y la falta de inmunidad).

g. Los nitratos y los nitritos

Los nitratos del agua pueden transformarse en nitritos y después en nitrosaminas cancerígenas. Por eso, cuando se sabe que en algunas provincias el agua del grifo contiene hasta 100 mg de nitratos, no puede uno evitar una cierta inquietud.

Por otra parte, los nitritos se han utilizado durante mucho tiempo para conservar los embutidos. Por eso no nos sorprende que, al haber bajado su utilización en el 75%, el cáncer de estómago haya descendido también un 65%.

También algunas cervezas que contienen nitrosaminas son responsables de cánceres digestivos.

4. Maneras de cocinar y cánceres

La barbacoa, que huele a vacaciones y a hierbas mediterráneas, puede transformarse en lanzallamas si se utilizan métodos extravagantes para encenderlas, pero puede —sobre todo— convertirse en una bomba con mecanismo de relojería cuando se presenta bajo la forma horizontal.

Cuando el calor funde los lípidos de la carne o del pescado, la grasa sufre una reacción de pirólisis al entrar en contacto con las brasas. Este fenómeno provoca la formación de benzopireno cancerígeno, sin contar los otros nidrocarburos policíclicos que se encuentran en el humo y que impregnan los alimentos.

Por eso, sólo es aceptable la barbacoa vertical. Pero como en realidad tenemos muy pocas ocasiones de hacer barbacoas a lo largo del año, los riesgos serán mínimos.

Hemos mencionado ya que los alimentos ahumados (carne, embutidos, pescados) han sido durante mucho tiempo los responsables del cáncer de estómago en los países donde se consumía durante todo el año esta clase de productos (cuenca del Báltico y Japón).

Añadamos que sería también deseable no calentar mucho la mantequilla, porque a partir de 130° se forma acroleína, una sustancia cancerígena.

5. Factores alimentarios que protegen del cáncer

a. Los antioxidantes

Recordemos la lista:[1]

- la vitamina C,
- la vitamina E,
- el beta-caroteno,
- el selenio,
- el zinc,
- los polifenoles.

b. El calcio

Un déficit de calcio multiplica por tres el riesgo de cáncer de colon y de recto. En cambio, el aporte de 1.250 mg de calcio por día, durante tres meses, disminuye experimentalmente la proliferación de las células tumorales del colon. Por esto es necesario tomar productos lácteos descremados, porque se han eliminado sus ácidos grasos saturados.

1. Ver en el capítulo VI de la primera parte el cuadro de las vitaminas.

c. Las fibras de los alimentos

Se sabe que su carencia favorece el cáncer de pulmón y de cuello del útero, pero sobre todo del colon y del recto. Las fibras insolubles (celulosa, semicelulosa) son las más eficaces.

Las fibras ejercen una acción protectora sobre las paredes del colon y del recto, por medio de varios mecanismos:

— disminuyendo el tiempo de contacto entre los potenciales agentes carcinógenos (ácidos biliares) y la mucosa del colon, lo que es posible gracias a la disolución del contenido intestinal (por hidratación de las heces) y la aceleración del tiempo de tránsito;
— reduciendo el tiempo de acción de la flora del colon sobre determinadas sustancias biliares;
— evitando la proliferación celular cólica bajo la acción de los ácidos biliares.

Se ha demostrado que el mero enriquecimiento en fibras no poseía suficiente efecto preventivo sobre el cáncer de colon. Es necesario disminuir al mismo tiempo el consumo de carne para que el efecto protector de las fibras sea real.

d. Las grasas insaturadas

Los aceites de soja, de maíz, de oliva y de girasol (no oxidados) tienen un efecto protector contra el cáncer.

e. Las verduras

Algunas verduras contienen sustancias identificadas como protectoras contra el cáncer:

- los indoles de la col y del brécol, que inactivan los estrógenos
- los esteroles del pepino
- los poliacetilenos del perejil, que bloquean la acción nociva de algunas prostaglandinas
- la quinona del romero, que aumenta la acción de las enzimas desintoxicantes
- las isoflavonas de numerosas verduras, que inactivan ciertas enzimas que intervienen en la cancerogénesis.

No olvidaremos recordar la acción de sus fibras y de su vitamina C.

6. Algunos principios generales que deben respetarse

— *Evitar la sobrealimentación y la obesidad.*

— *Preferir el pescado a la carne, evitando los productos ahumados y las salazones.*

— *Reducir el consumo de lípidos, sobre todo de los saturados.*

— *Enriquecer la alimentación en fibras (fruta, verdura, leguminosas, cereales completos).*

— *Evitar la destrucción de las vitaminas y la pérdida de oligoelementos, sobre todo durante la cocción.*

— *Reducir el consumo de alcohol.*

— *Intentar, siempre que sea posible, tener una alimentación equilibrada y variada.*

Aunque el cáncer esté ya diagnosticado, si se descubre a tiempo y se mantiene (bajo una rígida vigilancia) en la fase de prevención y de «tumor controlado», todos los mecanismos son aún reversibles. Por tanto, siempre es buen momento para cambiar la manera de alimentarse.

Una alimentación bien concebida puede significar un tratamiento que añada eficacia, permitiendo minimizar los efectos secundarios de una posible quimioterapia o radioterapia.

Además de los consejos sobre alimentación, convendría seguir estas recomendaciones generales. El cáncer no es obligatoriamente una fatalidad, y en algunos casos incluso puede evitarse muy fácilmente.

1. No fume. No ahúme a los demás.
2. Evite las exposiciones prolongadas al sol (riesgo de cáncer de piel).
3. Respete las consignas profesionales de seguridad cuando manipule cualquier sustancia cancerígena.
4. La mayor parte de los cánceres se curan si se diagnostican a tiempo. Consulte con un médico en caso de trastornos persistentes.

VI

LA MUJER EN LA TERCERA EDAD

Hoy en día, el concepto de vejez está completamente superado, pero, en cambio, nunca ha estado tan de actualidad la sentencia popular que dice: «Sólo tenemos la edad de nuestras arterias».

En el siglo XVIII, se era viejo antes de tiempo, porque alcanzar los cuarenta era ya una proeza y apenas el 4% de la población pasaba de los sesenta años.

Actualmente, se es administrativamente «viejo» a partir de los sesenta y cinco años, mientras que la esperanza de vida es, para una mujer, de ochenta y cinco años. En el año 2001, más del 21% de la población europea estará en la tercera edad.

Sin embargo, la edad «psicológica» no tiene mucho que ver con la edad cronológica. ¿Quién no tiene entre sus allegados alguna mujer de setenta o setenta y cinco años, si es que no tiene más, que continúa desarrollando su actividad intensa a pesar de su vejez y sin demasiadas molestias?

Mi propia abuela, que se extinguió prematuramente y en buena salud a la edad de ciento dos años, era un modelo de vitalidad.

El día en que cumplió cien años parecía mucho más joven que la mayor parte de los octogenarios que acudieron a felicitarla. Aunque el factor psicológico sea importante, debemos reconocer que la clase de alimentación de la persona mayor puede también ser determinante para su longevidad.

Aunque no se puedan negar los factores físicos del envejecimiento, no cabe duda de que la manera de alimentarse es el parámetro sobre el que más fácil resulta actuar para prevenir el peso de los años.

El envejecimiento natural

Más allá de una edad que oscila entre sesenta y setenta años, el organismo sufre cierto número de modificaciones naturales.

1. Las modificaciones de la composición corporal

Aunque el peso de los órganos y de las vísceras cambia poco, la masa muscular disminuye. Esta modificación puede deberse al descenso de la secreción de los andrógenos (por lo tanto, caída del anabolismo de proteínas), o bien a un exceso de sedentarismo.

Todo esto conduce a una disminución de la forma física y ocasiona una menor movilidad, que puede acabar haciendo que el anciano vaya solamente «de la cama a la butaca» y, en el peor de los casos, acabe por no levantarse de la cama.

Aunque la grasa aumente proporcionalmente en la región abdominal, la grasa subcutánea tiende a reducirse. En cuanto al agua del organismo, disminuye en las siguientes proporciones:

— entre sesenta y cinco y setenta años, 0,3 kilo por año
— después de los setenta años, 0,7 kilo por año

Por eso en lenguaje popular se dice que los viejos se «consumen».

2. Los trastornos funcionales

El envejecimiento del organismo ocasiona las siguientes modificaciones en el funcionamiento del aparato digestivo:

— alteración del gusto, por atrofia de las papilas gustativas, que se ve agravada por una carencia de zinc; la percepción de lo dulce y de lo salado es menos pronunciada. La alimentación parece más sosa, por lo que hay peligro de abusar del azúcar, de la sal, o de las especias
— sequedad de boca, debida a la atrofia de las glándulas salivares o a los efectos secundarios de determinados medicamentos (de atropina)
— descenso del coeficiente de masticación, debido al estado de los dientes
— mayor frecuencia del reflujo gastro-duodenal
— disminución de la secreción ácida del estómago
— retraso del vaciado gástrico
— descenso de la secreción de las enzimas pancreáticas, que dificulta la digestión de las grasas
— menor absorción digestiva, lo que agrava las caren-

cias en micronutrientes: vitaminas, sales minerales y oligoelementos
— desarrollo de una polución microbiana, fuente de fermentación suplementaria, debido a la lentitud del tránsito intestinal.

3. Las alteraciones metabólicas

Asocian:

— descenso de un 30% en la renovación de las proteínas, en relación con un adulto más joven
— elevación de la glicemia después de las comidas, debido a una insuficiente secreción de insulina, acompañada de un creciente peligro de insulinorresistencia
— mayor pérdida de sodio y de agua, lo cual, asociado a una disminución de la sensación de sed, acentúa el riesgo de deshidratación. Esto se puede comprobar pellizcando simplemente la piel y observando que el pliegue cutáneo persiste. El fenómeno se ve agravado por la ingestión demasiado frecuente de diuréticos o de laxantes.

LOS CAMBIOS DEL MODO DE VIDA

Las personas mayores se enfrentan a dos situaciones fundamentalmente diferentes según vivan en su casa o estén «colocadas».

1. Las mujeres que viven en su casa

También aquí se distinguen dos casos:

— Las que se preparan la comida por sí mismas o la hacen preparar por un miembro de su familia o por una criada o asistenta. En este caso la alimentación sigue siendo correcta y no es demasiado desequilibrada.
— Las que dependen de la elección de alimentos impuestos por una organización proveedora, que les lleva la comida a domicilio.

Un buen número de estas mujeres, con frecuencia viudas, sufren de soledad y de aislamiento, lo que las sumerge en un estado depresivo latente que las lleva a la anorexia y a replegarse sobre sí mismas. Entonces se inicia un círculo vicioso con el peligro del síndrome del «dejarse ir» que, si no es cogido a tiempo, puede acabar postrando a la anciana definitivamente en la cama.

Por otra parte, el consumo excesivo de medicamentos es a menudo responsable de anorexia, intolerancia digestiva e incluso pérdida de micronutrientes.

2. Las mujeres que viven en una residencia o en una institución

— En una residencia, las ancianas disfrutan de una cocina elaborada y de un ambiente bastante adecuado, siempre que no se automarginen, quedándose en su habitación.
— En una institución, para no decir en un «hospicio», su alimentación es controlada por dietistas.

Pero en la práctica, la situación está muy lejos de ser ideal, porque las personas mayores generalmente no comen más que lo que les gusta. Los platos llegan fríos o se enfrían demasiado deprisa y generalmente no hay suficiente personal para ayudar a las que han perdido autonomía. Para acabar de ennegrecer el cuadro, digamos que nadie comprueba si estas personas mayores han comido o no lo que se les ha preparado.

Paradójicamente, en las instituciones, donde la alimentación es más «equilibrada» y donde las ancianas están más controladas, es donde se notan las carencias más claras y donde incluso aparecen serias desnutriciones.

LA DESNUTRICIÓN CARENCIAL

Repetidos errores en la alimentación pueden llevar progresivamente a una malnutrición acompañada de consecuencias en cadena que pueden acabar en:

— cansancio que ocasione apatía
— pérdida de musculatura
— adelgazamiento que puede alcanzar el 15% del peso
— peligro de caída con fractura
— propensión a las infecciones
— deterioro intelectual.

Además, el aislamiento, el replegarse sobre sí misma, la ignorancia de algunos principios sobre nutrición, la pauperización e incluso la alcoholización no harán más que agravar la situación.

IDEAS PRECONCEBIDAS QUE DEBEN COMBATIRSE

— Una persona mayor tiene necesidad de alimentarse bien y debe comer tanto como un adolescente, porque su absorción intestinal es deficiente y su síntesis de proteínas no se hace correctamente.

No hay que disminuir su ración de alimentos con el pretexto de que es mayor, menos activa, y que tiene menos necesidades que los demás. Cualquier restricción de alimentos del tipo hipocalórico será una fuente de carencias en micronutrientes.

— Una persona mayor necesita proteínas y hierro. No hay ninguna razón para racionarle y menos para suprimirle la carne.

— Tampoco hay que creer, como algunos han dejado entender estúpidamente, que los huevos atacan el hígado o que los yogures descalcifican. Al contrario, estos dos alimentos deben formar parte de la comida de cualquier persona mayor.

De la misma manera, es abusivo pretender que la sal endurece las arterias, que la carne produce urea o que las legumbres secas provocan hinchazones.

COMER BIEN PARA VIVIR MEJOR

No hay «jubilación» por lo que se refiere a los alimentos; por lo tanto, no hay ninguna razón para reducir las aportaciones energéticas cuando se trata en la tercera edad. Al contrario, conviene comer como antes y continuar haciendo cuatro comidas al día, porque no debemos olvidar la importancia del desayuno, ni la alegría del té a la inglesa.

En 1983, el estudio del profesor Le Cerf demostró que

el promedio de aportación calórica en la mujer mayor era de 1.680 calorías y que su aportación proteínica era con frecuencia demasiado baja y desequilibrada, puesto que más del 77% de las proteínas que consumía eran de origen animal.

La mujer de la tercera edad debería pensar en consumir alimentos completos, como los cereales o las leguminosas, que tienen además una gran riqueza en fibras y en micronutrientes.

Solamente el médico puede prescribir una reducción de proteínas en caso necesario, por ejemplo, si la anciana padece una fuerte insuficiencia renal.

En caso de problemas financieros, puede recurrir a los huevos y a la leche, que son una fuente barata de proteínas.

También deberá preocuparse de consumir lípidos variados, porque, como una parte de las enzimas deja de funcionar después de cierta edad, algunos ácidos grasos que el organismo ya no puede fabricar a partir de los ácidos grasos de los aceites o de la mantequilla, deben ser forzosamente aportados por el consumo regular de carne, hígado, huevos y pescado.

También la elección de glúcidos buenos, debe convertirse en una regla. A este respecto, convendrá que prefiera siempre los glúcidos de índice glicémico bajo, debido a su riqueza en proteínas vegetales y en fibras, que permiten luchar contra el estreñimiento, así como en micronutrientes.

En cambio, no es necesario que sea demasiado estricta (salvo en caso de gran obesidad o de diabetes mal compensada) con las cosas dulces, que producen siempre un evidente placer. Naturalmente, lo menos nocivo será tomar chocolate con más de un 70% de cacao.

Pensar en beber lo suficiente es una obligación que no debe abandonarse nunca. La falta de sed en las personas mayores, asociada al riesgo de deshidratación funcional, hace que a veces se las tenga que forzar a beber, al menos un litro y medio de agua por día.

Sopas, tisanas, tés y zumos de frutas, serán pues muy bien recibidos. En cambio, hay que evitar el exceso de café, que favorece los trastornos del sueño.

Adquirir la costumbre de beber una o dos copas de vino tinto por día, y en cada comida, no es solamente posible, sino que es deseable, porque el vino, como todo el mundo sabe, tiene efectos antioxidantes y euforizantes.

La cantidad de calcio que debe consumir la mujer mayor tiene que ser de 1.200 a 1.500 mg/día. Es de capital importancia que alcance estos niveles, pero con mucha frecuencia es muy inferior, sobre todo en casos de régimen restringido. Las estadísticas nos dicen que:

- el 58% de las mujeres mayores consumen menos de 800 mg de calcio por día
- el 16% consumen de 800 a 1.000 mg por día
- el 10%, más de 1.000 mg por día
- solamente el 16% tiene una aportación regular.

Esta carencia es muy importante porque un consumo de calcio inferior a 1.000 mg no permite combatir eficazmente la osteoporosis (ver el capítulo V de la segunda parte).

La osteoporosis de la anciana es un poco diferente de la que afecta a la mujer menopáusica, porque en ésta ataca sobre todo las vértebras, que pueden aplastarse, mientras que en la mujer mayor, los más afectados son los huesos largos, que pueden fracturarse espontáneamente después de un débil choque o de una caída. Las fracturas de cuello de fémur y de muñeca son las más frecuentes. Por eso, la leche tiene tanta importancia en la alimentación de las ancianas.

La vitamina D es indispensable para fijar el calcio. Como se fabrica en la piel, cuando ésta se expone al sol, se comprende que es muy importante que los ancianos tomen el sol siempre que puedan.

Si no tienen ocasión de poder «tumbarse al sol», podrán encontrar la vitamina D en sus alimentos. En este caso, deberán consumir alrededor de 12 mcg (millonésimas de gramo) por día.

Alimentos ricos en vitamina D

— aceite de hígado de caballo	250 a 700 mcg/100 g
— atún	60 mcg/100 g
— sardinas	25 mcg/100 g
— piel de pollo	20 mcg/100 g
— margarina	8 mcg/100 g
— yema de huevo	5 mcg/100 g
— champiñones	8 mcg/100 g
— cerdo	3 mcg/100 g
— pollo	2 mcg/100 g

Las carencias importantes de vitamina D pueden acabar en una osteomalacia que produce fuertes dolores en la pelvis y dificultades para caminar (es equivalente al raquitismo en la infancia).

Los médicos deberían pensar siempre en este diagnóstico cuando una paciente anciana tiene dificultades para caminar. En este caso, deben prescribirse fuertes dosis de vitamina D.

Las carencias de vitamina B_9 o ácido fólico son también muy frecuentes en las personas de edad avanzada. La padecen un 30% de las que viven en su casa y un 70% de las que viven en instituciones.

Estas faltas se manifiestan en anemia, pero sobre todo en trastornos psicológicos: perturbaciones del humor, insomnios, pérdida de atención, síndromes depresivos y apatía, incluso, a veces, comportamientos seniles.

Sería de desear que a todas las mujeres mayores que «pierden la cabeza» se les hiciera este diagnóstico antes de atribuir tal cosa a un verdadero estado de senilidad.

Un análisis de sangre, fácil de realizar, puede confirmar el diagnóstico. El tratamiento debe hacerse con inyecciones, pero tendrá que ir acompañado de una auténtica prevención alimentaria.

La ración cotidiana de ácido fólico es de 300 mcg.

Alimentos ricos en ácido fólico

— levadura de cerveza	4.000 mcg/100 g
— hígado de ternera	260 mcg/100 g
— ostras	240 mcg/100 g
— berro, achicoria	220 mcg/100 g
— espinacas cocidas	160 mcg/100 g
— aguacates	150 mcg/100 g
— judías rojas cocidas	130 mcg/100 g

Atiborrarse de vitamina B_6

Como sabemos, esta vitamina ayuda a fijar las proteínas para la renovación celular.

Un déficit en vitamina B_6 acarrea cansancio, estado depresivo, irritabilidad anormal y una mayor propensión a las infecciones.

Si se desea saber cuáles son los alimentos ricos en vitamina B_6 releer el capítulo VI de la primera parte.

Que no falte la vitamina A

Es la vitamina que ayuda a la visión nocturna y mantiene en buen estado la piel y las mucosas. Su consumo diario debería ser de 800 mcg.

Un déficit de vitamina A (lo que afecta al 45% de las mujeres mayores de sesenta años) será responsable de una piel seca y rugosa, una mayor propensión a las infecciones pulmonares y ORL, y una sensibilidad anormal al sol.

Por otro lado, privilegiar...

— los antioxidantes y sobre todo las vitaminas E y C, así como los polifenoles, que tienen precisamente la propiedad de luchar contra el envejecimiento debido a los radicales libres
— el hierro
— el magnesio
— el potasio.

Todas las estadísticas demuestran que más de la mitad de las personas de edad avanzada tienen una aportación cotidiana muy deficitaria en nutrientes comparada con las normas recomendadas.

¡CUIDADO CON LOS REGÍMENES!

Todos los regímenes restrictivos (hipocalóricos, sin sal, sin grasa...) son peligrosos para las personas mayores, porque son fuentes de desequilibrios.

En determinadas circunstancias, es deseable tomar precauciones con los alimentos, por ejemplo, en:

— insuficiencia renal grave
— hipertensión arterial importante

— afecciones coronarias evolutivas
— diabetes muy desequilibrada.

En lo que concierne al adelgazamiento, solamente hay dos casos en los que la pérdida de peso puede justificarse médicamente:

1. si la sobrecarga ponderal dificulta el desplazamiento del paciente, si corre el riesgo de verse inmovilizado en la cama debido a la obesidad o si la gordura le produce un ahogo grave, con insuficiencia respiratoria o cardíaca;
2. si se prevé una intervención ortopédica debido a una artrosis de cadera o de rodilla, con instalación de prótesis.

Aparte de estos dos casos, es inútil, y casi diría que cruel, imponer un adelgazamiento con un régimen hipocalórico.

Si la anciana lo pide, puede seguir los principios generales del Método (FASE II), puesto que corresponden a una alimentación óptima. Sin embargo, estos principios generales deben corregirse teniendo en cuenta las observaciones precedentes, y sobre todo la necesidad de nutrientes.

ALIMENTARSE ES ALEGRARSE Y REUNIRSE

La alimentación sólo será permanentemente equilibrada si tiene variación y si respeta los gustos y las preferencias de cada persona.

Por esta razón, debe insistirse mucho en la calidad de la presentación. Habrá que «gastronomizar» los platos para favorecer el apetito.

Pero el papel más importante en la manera de alimentarse de una anciana corresponde al ambiente, al entorno y a la atmósfera de convivencia afectiva en que se mueva. Nadie ignora que cuando se come acompañado se come con más apetito.

Por lo tanto hay que esforzarse en recobrar las dimensiones hedónica y epicúrea de la comida, porque es primordial.

Como decía Billant-Savarin: *«El placer de la mesa es de todas las edades, de todas las condiciones, de todos los países y de todos los días; puede asociarse a todos los demás placeres y es el último que queda para consolarnos de su pérdida»*.

Sepamos, pues, hacer honor a una buena comida.

VII

LOS MEDICAMENTOS PERJUDICIALES

Hay quienes se felicitan de que el progreso científico de nuestra época haya permitido el descubrimiento de medicamentos eficaces para determinadas patologías.

Pero en lugar de usarlos de una manera moderada y limitada a las estrictas necesidades, los ciudadanos modernos han convertido el medicamento en un artículo de gran consumo.

Sin embargo, hay que subrayar que la presión comercial de la pujante industria farmacéutica y de sus intermediarios ha sido de tal magnitud durante esos últimos decenios, que el recurso sistemático a los medicamentos, incluso en los casos más benignos, no solamente ha entrado a formar parte de nuestras costumbres, sino que se ha convertido en un reflejo del consumidor.

También los médicos han contribuido ampliamente a esta «hipermedicación», después de haber observado que su renombre era proporcional a la importancia de sus prescripciones.

Si a este exceso de recetas le añadimos la automedicación, podremos calibrar la importancia del fenómeno, que no sería más que un mal menor si no tuviera además las molestas consecuencias que todos conocemos sobre el déficit de la Seguridad Social.

Lo fastidioso es que, sorprendentemente, este exceso de medicación tiene consecuencias sobre la salud. Porque los medicamentos no son siempre los productos inofensivos que uno se imagina.

Su uso, sobre todo cuando es excesivo o permanente, puede resultar muy perjudicial.

Los efectos secundarios de algunos de ellos inciden enormemente en el aumento de peso. Y son precisamente los que las mujeres consumen con mayor cantidad.

Los psicotrópicos

Son medicamentos destinados a tratar diversos trastornos nerviosos. Actúan sobre determinados centros del cerebro (hipotálamo), donde radica «el centro de hambre», así como zonas de regulación del equilibrio ponderal.

La hipófisis, de la que dependen la mayor parte de las secreciones hormonales de las glándulas endocrinas del organismo (páncreas, suprarrenales, ovarios), también depende de ellos.

En la familia de los psicotropos, se distinguen varios tipos de medicamentos.

1. Los antidepresivos

Algunos de ellos como el Anafranil o el Tofranil, prescritos en caso de depresiones nerviosas graves, aumentan el apetito y favorecen la atracción por las golosinas, lo que puede complicarse con accesos bulímicos y pellizcos entre horas.

Además agravan la insulinorresistencia (ver el capítulo IV de la primera parte).

En caso de verdadera necesidad de tratamiento antidepresivo, sería preferible recetar de nuevo el Dumirox o el Prozac, que no inciden sobre el aumento de peso, si anteriormente no había trastornos en el comportamiento alimentario.

2. Los neurolépticos

Citemos entre ellos el Meleril y el Celesemide.[1]

Como los anteriores, aumentan la sensación de hambre e inducen a una preferencia por los malos glúcidos (sobre todo las golosinas).

3. Los tranquilizantes y los ansiolíticos

Cuando las mujeres se enfrentan a un período de angustia o ante ciertas dificultades existenciales, tienden con demasiada frecuencia a dejarse apresar en la trampa de los tranquilizantes «salvadores». También hay que reconocer que los médicos no dudan en recetarlos en cuanto se los piden.

Así, hemos llegado a lamentables abusos en un país (Francia) que, sin estar en la peor situación al respecto, ha logrado ser el campeón del consumo de las famosas «pastillitas de la felicidad».

Lo que quizá ignoren es que las benzodiacepinas (Lexa-

1. Agradecemos a las Dras. Margarita Puig y Meritxell Fiter el habernos proporcionado las equivalencias entre fármacos producidos en Francia y en España. *(N. del E.)*

tín,[2] Aplakil, Orfidal, Traxilium o Valium...) producen a veces falta de atención, pérdida de memoria y en consecuencia confusión mental, haciendo que las mujeres pierdan la plena posesión de sus facultades.

Además, estos medicamentos pueden aumentar la sensación de hambre y provocar cierta preferencia por las golosinas.

4. El litio

La ingestión de litio, bajo la forma de Plenur, va acompañada de un intenso deseo de tomar bebidas azucaradas. Por otra parte, a veces perturba el funcionamiento de la glándula tiroides, engendrando así un nuevo factor de aumento de peso.

Frente a todas estas observaciones, conviene adoptar una actitud prudente respecto a los medicamentos que actúan sobre la mente. El posible aumento de peso varía mucho de una persona a otra, y puede variar entre dos y treinta kilos. Además de aumentar el riesgo de que aparezcan enfermedades relacionadas con la obesidad, estos aumentos de peso, desde el punto de vista «narcisista», son completamente intolerables para las personas que sufren ya por su propia imagen.

Porque, naturalmente, la aparición de una obesidad agrava con frecuencia los trastornos psíquicos y logra además que el enfermo rehúya el medicamento. La interrupción brusca del tratamiento, cuando es motivada por el aumento de peso, podría ser dramática y desestabilizar al individuo hasta el punto, a veces, de llevarlo al suicidio.

2. Comercializado en países de Hispanoamérica bajo la marca Lexotanil. *(N. del T.)*

Por lo tanto, el médico debe sopesar por una parte, la necesidad del tratamiento, y por otra, los problemas que pueden derivarse de los efectos secundarios.

En algunos casos, la opinión del psiquiatra puede justificar la prescripción o la persistencia del tratamiento aun a costa de una sobrecarga ponderal.

En el caso de un simple nerviosismo, de un estrés mal llevado o de ideas negras pasajeras, se tendría que poder prescindir de medicamentos porque es posible recobrar la distensión nerviosa deseada recurriendo a otras técnicas. Deberían preferirse siempre las terapias en las que la mujer tiene que practicar activamente, como la relajación, la sofrología o el yoga.

LOS BETA-BLOQUEANTES

Son medicamentos que se recetan para tratar la hipertensión arterial o prevenir los accidentes cardíacos vinculados a la insuficiencia coronaria. Sin embargo, a veces han sido administrados para tratar la jaqueca o para eliminar temblores, como, por ejemplo, los relacionados con el nerviosismo (Sumial).

Generalmente hacen engordar, pues reducen la termogénesis digestiva por descenso del tono simpático.

Pero se los puede reemplazar, de acuerdo con el cardiólogo, y en caso de problemas cardiovasculares, por otros medicamentos cuyos efectos secundarios sobre el peso sean nulos (inhibidores de la enzima de conversión).[3]

3. Ciertos colirios recetados a pacientes que sufren de glaucoma, también los contienen. *(N. del E.)*

La cortisona

La cortisona hace aumentar de peso por retención de agua y de sal. También perturba el metabolismo de los glúcidos. Por este motivo, rara vez los médicos la prescriben a la ligera.

Su empleo se justifica con frecuencia durante la evolución de enfermedades graves en las que se pone en juego el pronóstico vital o funcional (reumatismos inflamatorios, alergias o infecciones graves y cáncer).

En este caso, el problema del aumento de peso es secundario y, si las dosis de cortisona son fuertes o el tratamiento es prolongado, puede prevenirse con la adopción de un régimen estricto sin sal y glúcidos controlados.

Los antiinflamatorios

En el tratamiento de las inflamaciones benignas no se autoriza tomar fenilbutazona. Pero algunos medicamentos que pertenecen a la misma categoría pueden conducir a un aumento de peso de dos o tres kilos en individuos muy sensibles.

Con frecuencia, el aumento se debe a una retención de agua más que a una acumulación de grasa.

También en este caso, la prescripción de antiinflamatorios debe ser bien meditada, porque no es siempre necesaria para cualquier angina o afección dental, ni para cualquier acceso de reumatismo o de dolores debidos a las reglas, sobre todo porque estos medicamentos exponen a hemorragias digestivas.

Los antibióticos

Los antibióticos son muy utilizados en el engorde industrial del ganado porque permiten obtener un aumento de peso de aproximadamente un 10% en los animales.

Las mismas causas producen los mismos efectos, y no hay ninguna razón para que el mamífero evolucionado que es el hombre pueda escapar a las mismas consecuencias.

Por eso, el tratamiento de antibióticos debe ser justificado y corto. Las prescripciones prolongadas deben ser excepcionales y basarse en argumentos válidos.

Es mejor preferir los medios de que disponemos para estimular la inmunidad y prevenir la aparición de infecciones.

Los reconstituyentes

Como ya hemos visto en la primera parte de esta obra, el cansancio no es más que un síntoma. Reclamar al médico toda clase de reconstituyentes no es más que una actitud pasiva que intenta tratar las consecuencias del mal sin tener en cuenta sus causas.

Los reconstituyentes tomados en grandes cantidades abren el apetito e, indirectamente, hacen engordar. Incluso algunos de ellos contienen cantidades nada desdeñables de azúcar (ampollas, jarabes).

Su prescripción, sobre todo en la infancia, puede significar una puerta abierta a la obesidad.

LAS HORMONAS FEMENINAS

En los capítulos anteriores hemos tratado ampliamente de los posibles efectos de la píldora, así como de los estrógenos que se recetan en la menopausia.

También otros medicamentos pueden interferir en la nutrición, ya sea favoreciendo la pérdida del sentido del gusto (al menos cuarenta y tres medicamentos podrían ser acusados de eso), o bien sobrecargando el hígado, lo que puede ocasionar anomalías durante la digestión de los alimentos.

Repitamos una vez más que debe imponerse siempre el sentido común. Hay medicamentos que no deben recetarse sistemáticamente para afecciones insignificantes, si no son estrictamente necesarios, cuando pueden sustituirse por otros medicamentos que no hacen engordar.

En los casos de riesgo, el médico no solamente debe prevenir al enfermo del peligro de engordar, sino que debe tomar las precauciones necesarias para limitar al máximo la aparición de una posible obesidad.

Todo lo dicho nos hace insistir una vez más en la necesidad de un diálogo franco entre el médico y el enfermo. El facultativo debe saber explicar su prescripción sin necesidad de «ensombrecer el cuadro» en lo que concierne a un eventual aumento de peso.

Porque, como sabemos, es muy difícil evaluar el riesgo teniendo en cuenta las reacciones muy variables que pueden presentarse en función de las susceptibilidades individuales.

EN ESTA MISMA COLECCIÓN

[illegible]

Los compromisos de la vida laboral [illegible] por qué perjudicar nuestra salud y nutrición [illegible] de distintos [illegible] a ver [illegible] cuerpo. Con el célebre método Montignac [illegible] línea es [illegible] científico, práctico [illegible] no supone someterse a los rigores de una disciplina de [illegible] hay que privarse de nada, no hay que pasar hambre [illegible] Además [illegible] propuesta [illegible] nueva [illegible] a la vez fácil [illegible] lógica.